あんしん健康ナビ

アトピー性皮膚炎

どうすれば治る？
子どもも親も楽になる
正しい治療法
良医・名医の見つけ方

皮膚科専門医　花川博義　著

1万年堂出版

情報の氾濫で、頭が混乱していませんか？ アトピーは、「普通の治療」で治るのです

花川 博義
真生会富山病院 皮膚科医長

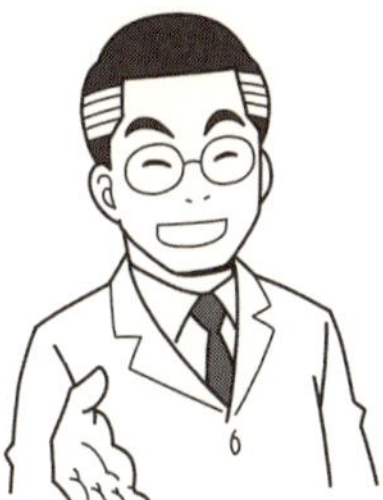

「謎《なぞ》多《おお》き皮膚病《ひふびょう》」。それがアトピー性《せい》皮膚炎《ひふえん》です。発症《はっしょう》に多くの要因が関与《かんよ》していることに加え、情報による混乱が謎《なぞ》に拍車《はくしゃ》をかけています。
情報化社会に伴《ともな》い、診察風景《しんさつふうけい》も変わってきました。多くの患者《かんじゃ》さんが、病気について「予習」してきます。病名を告げると、「ちょっと待ってください、ググりますから」とスマホで検索《けんさく》をする若者もあります。医学情報は身近になりましたが、アトピ

ー性皮膚炎《せいひふえん》ほど、原因と治療《ちりょう》についての諸説が入り乱れた病気はありません。

平成四年、テレビの特番が、標準の治療薬《ちりょうやく》であるステロイド外用剤《がいようざい》の副作用を強調し、「最後の最後に使う薬」と結論づけたことをきっかけに、医療不安《いりょうふあん》が広がりました。それを契機《けいき》に、多くの企業《きぎょう》がアトピービジネスを展開し、さまざまな情報が流されました。

原因は食べ物だ、水が悪い、シックハウスのせいだ、ステロイドを塗《ぬ》ったからだ、先祖のたたりだなど、さまざま。治療《ちりょう》についても、これを塗《ぬ》れば治る、これを飲めば治る、これを買えば治る、これを拝めば治ると、言いたい放題です。

「情報の氾濫《はんらん》で、頭が混乱♪　訳が分からん、もう知らん♪」（ラップ調で）

ネットや本で調べれば調べるほど、分からなくなる病気。それがアトピー性皮膚炎《せいひふえん》です。

混乱の原因を考えてみますに、標準治療《ひょうじゅんちりょう》が知られていない、いや発信が少ないからではないかと思います。「アトピー性皮膚炎《せいひふえん》」で検索《けんさく》すると、その情報の偏《かたよ》りに驚《おどろ》かされます。

当たり前の情報があまりにも少なく、奇《き》をてらう記事があまりにも多い。地道な標《ひょう》準治療《じゅんちりょう》より、一発逆転ホームランをうたった特殊治療《とくしゅちりょう》が目立ちます。

例外の誇張《こちょう》も気になります。「消防士が火を消した」は、話題性がなく、「消防士が放火をした」がニュースになります。「薬で病気が治った」より、「薬の副作用でひどくなった」が興味を引くでしょう。スキャンダルを好むのが人の常ですが、まれなケースばかりが強調されると、いらぬ不安と不審《ふしん》を抱《いだ》いてしまいます。

混乱をきたしている今だからこそ、「普通《ふつう》の治療《ちりょう》でアトピーが治ります」と、当たり前のことをお伝えしたく筆を執《と》りました。

この本が、「謎多《なぞおお》き皮膚病《ひふびょう》」のナビゲーションとなればうれしく思います。

あんしん健康ナビ

アトピー性皮膚炎

もくじ

1章 アトピー性皮膚炎を取り巻くナゾ

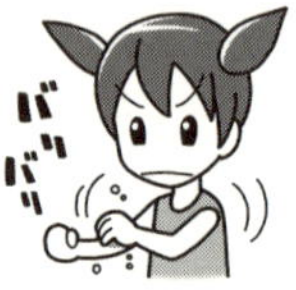

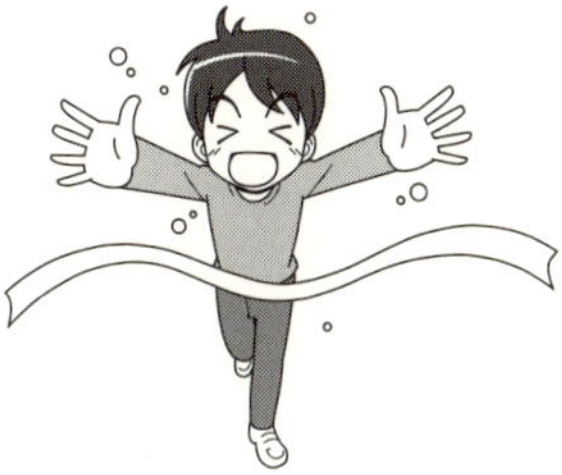

2章　ステロイドは怖い薬ですか？

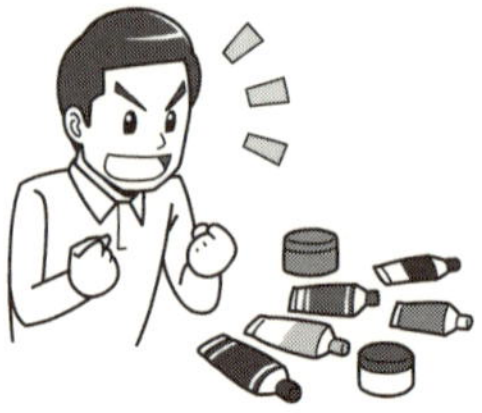

3章 治療のあれこれ

4章 良医・名医にかかるには

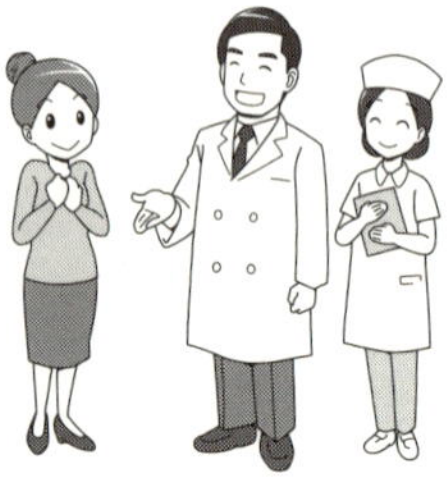

5章 アトピーっ子を持つ親の立ち位置

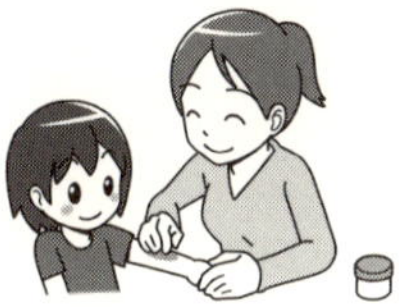

1章

アトピー性皮膚炎を取り巻くナゾ

1

アトピーはかゆみとの闘い

皮膚炎が、さらなるかゆみを引き起こす

「アトピー性皮膚炎《せいひふえん》」という病名を、聞いたことのない人はないでしょう。軽い人も含《ふく》めれば、十人に一人はアトピー性皮膚炎《せいひふえん》といわれています。「アトピー」とは「奇《き》妙《みょう》な」という意味ですが、アトピー性皮膚炎《せいひふえん》ほど、混迷を極めた皮膚病《ひふびょう》はありません。

「この子はアトピーなの？」「どうしてなったの？」「いつ治るの？」「ステロイドは塗《ぬ》りたくない」「ネットで見つけた治療《ちりょう》を試していい？」

機関銃《きかんじゅう》のように繰《く》り出《だ》される疑問質問は、苦しみの深さに比例しています。患者《かんじゃ》さんと家族を悩《なや》ませる「謎多《なぞおお》き病」、それがアトピー性皮膚炎《せいひふえん》です。

患者《かんじゃ》さんの質問をまとめると、次の三つに集約されます。

「原因は？」……………………過去

「どうすれば治るの？」………現在

「いつ治るの？」………………未来

どうしてアトピーになったのかは、過去の出来事といえます。今、何をすればよいのかは、現在の問題です。いつ治るのかは、未来への疑問です。

アトピー性皮膚炎《せいひふえん》は決して「難病」ではありません。この章では、アトピー性皮膚《せいひふ》炎《えん》を取り巻く、過去・現在・未来の謎《なぞ》を、明らかにしていきたいと思います。

アトピー性皮膚炎《せいひふえん》の最大の特徴《とくちょう》は「かゆい」ことです。通常、かゆい所を数回かくと、かゆみは治まります。アトピーの場合、かいても、かいても止まりません。それどころか余計にかゆくなってくるのです。「どうにも止まらない」かゆみです。かきむしり、皮膚《ひふ》が破れ、血が出る。それでもかゆい。経験のない人には想像しがたいことでしょう。

「かゆみと痛み、どちらがつらい?」の問いに、アトピー性《せい》皮《ひ》膚《ふ》炎《えん》でない人は「痛み」と答え、アトピー性《せい》皮《ひ》膚《ふ》炎《えん》の人は「もちろんかゆみ!」と即答《そくとう》します。アトピーとの闘《たたか》いは、かゆみとの闘《たたか》いなのです。

　かくと皮《ひ》膚《ふ》は「赤く」なり、「ブツブツ」になり、皮《ひ》膚《ふ》が厚く「ごわごわ」になります。これが皮《ひ》膚《ふ》炎《えん》です。皮《ひ》膚《ふ》炎《えん》はさらなるかゆみを誘発《ゆうはつ》します。

「かゆい」→「かく」→「皮《ひ》膚《ふ》炎《えん》」→「かゆい」と、悪循環《あくじゅんかん》サイクルがグルグル回りだします。この悪循環《あくじゅんかん》が、アトピー性《せい》皮《ひ》膚《ふ》炎《えん》の実態なのです。

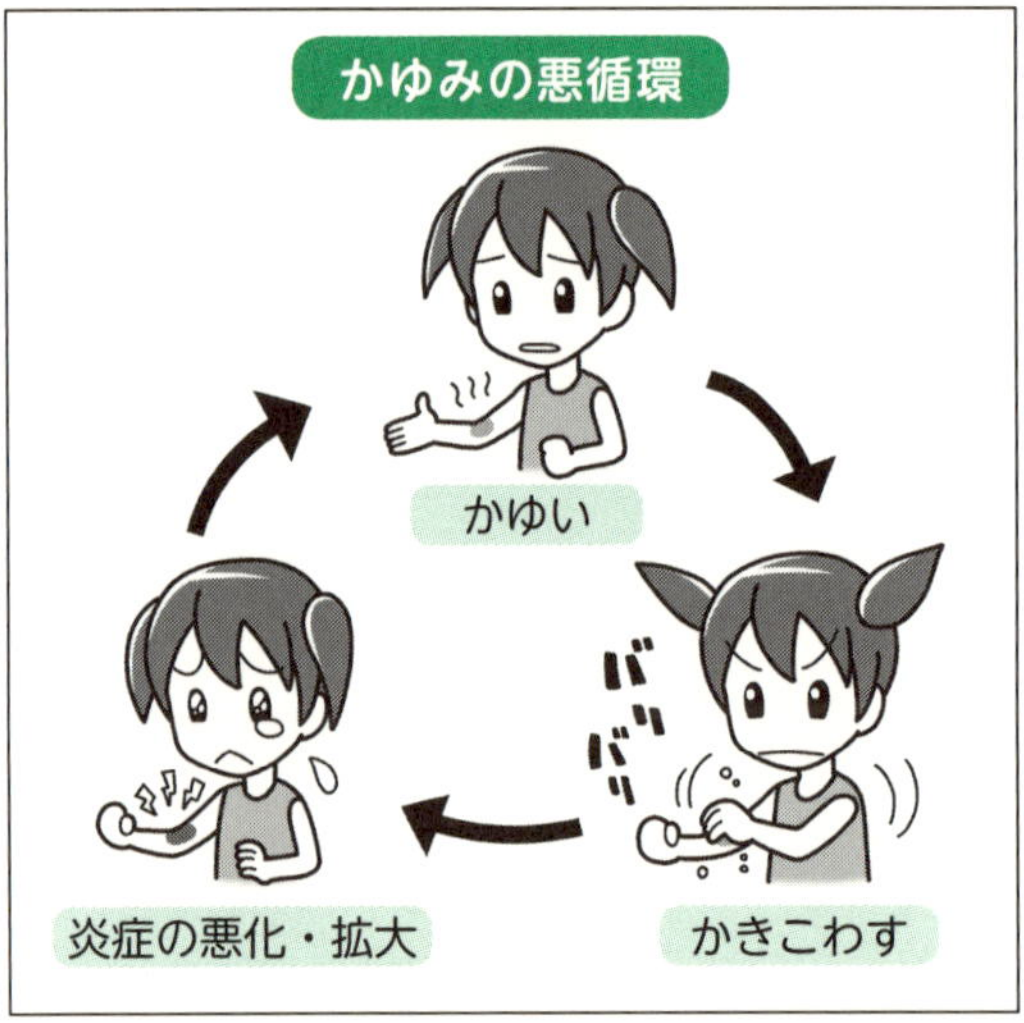

2

これってアトピー？「あせも」「小児湿疹」と診断されることも

「うちの子はアトピーですか？」

診察室《しんさつしつ》で、よく受ける質問です。アトピー性皮膚炎《せいひふえん》かどうかのチェックポイントは三カ所です。

「首」「ひじの内側」「ひざの裏」

主にこの三カ所が、赤くて、かゆかったら、アトピー性皮膚炎《せいひふえん》の可能性が高いです。

逆にいえば、この三カ所がキレイならば、アトピー性皮膚炎《せいひふえん》でないといえます。

ところが、行く病院によって「アトピーです」と言われたり、「アトピーではありません」と言われたり、診断《しんだん》が異なることがあります。「どっちが本当なの？」と、不安＆不審感《ふしんかん》がつのることでしょう。このような病名のブレは、どうして起きるのでしょうか。

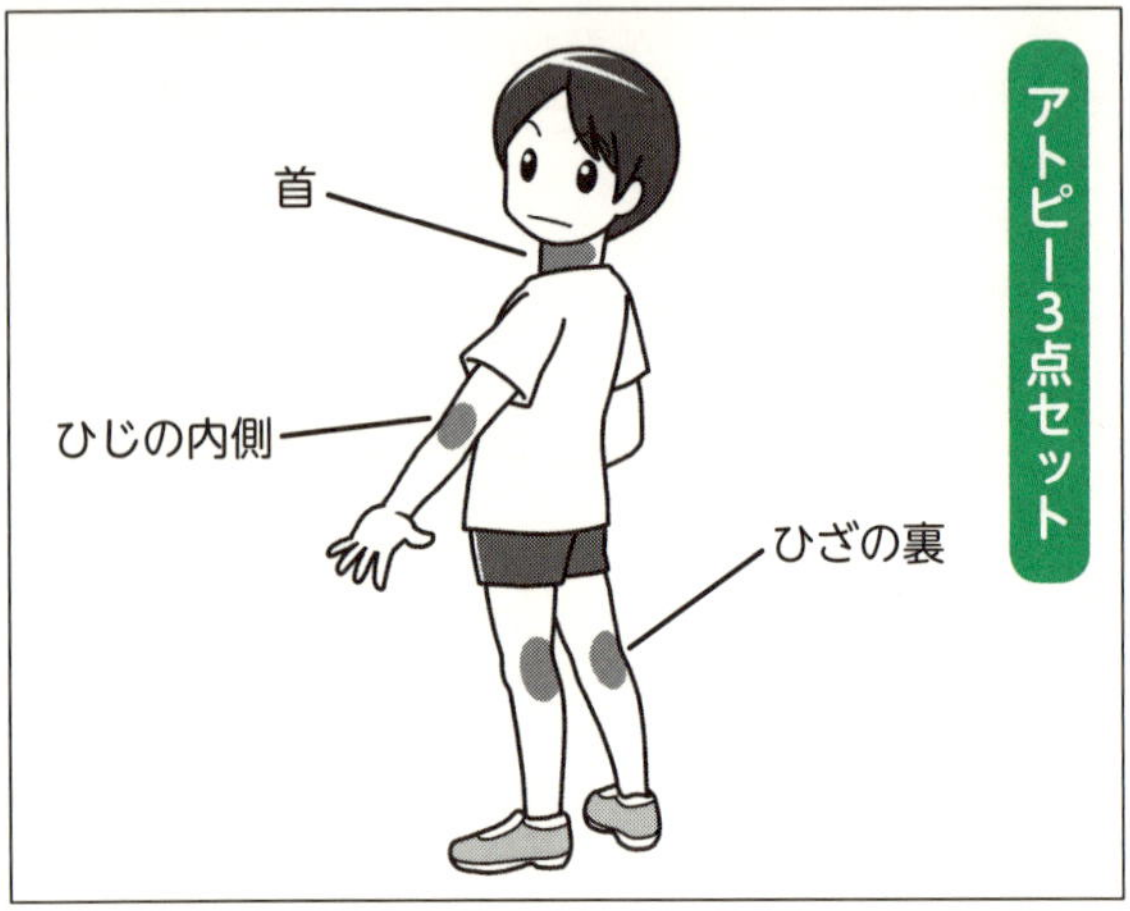

ある検査の値が、○○以上ならアトピー、○○以下ならアトピーでない、とクッキリ分けられるものではありません。検査値も参考になりますが、基本は皮膚《ひふ》を見て診断《しんだん》します。

アトピーは季節や時期によって、よくなったり、悪くなったりする病気です。症状《しょうじょう》のひどい時に病院に行くとアトピーと言われ、キレイな時に受診《じゅしん》すると、「アトピーではなく、あせもです」と言われるのは、そのためです。

病名に一喜一憂しないで

「小児湿疹《しょうにしっしん》」「小児乾燥性湿疹《しょうにかんそうせいしっしん》」という便利な皮膚科用語《ひふかようご》があります。「アトピーです」と医者から言われ、「ガビーン、うちの子はアトピーだったのか」と、ショックを受ける人が多々あります。それを危惧《きぐ》して、軽症《けいしょう》のアトピーを「小児《しょうに》湿疹《しっしん》」と説明する医師がいます。一方、全て「アトピー」と説明する医者もいます。

アトピーと言われたから病気が長引くのでもなければ、小児湿疹《しょうにしっしん》と言われたから、早く治るのでもありません。病名に一喜一憂《いっきいちゆう》するのは、あまり意味がないのです。時期や医者によって、診断《しんだん》が変わる場合、安心してください。症状《しょうじょう》が軽いということの裏返しであり、早く治ることが期待されます。

また、「アトピーなのか、アトピーでないのか」早く白黒つけて、その治療《ちりょう》をしなければ治らない、ということはありません。アトピーか小児湿疹《しょうにしっしん》か、病名によって治《ち》療《りょう》が変わるのではなく、症状《しょうじょう》の程度に応じて治療《ちりょう》が選ばれるからです。

3

アレルギー検査をすれば、原因が分かるのでしょうか

診察《しんさつ》をしていると、「検査してほしいと頼《たの》んだのに、熱心に調べてくれない」「原因を尋《たず》ねても、満足する答えが得られない」という患者《かんじゃ》さんの不満が、案外と多いのが現実です。なぜそうなるのでしょうか。

「血液検査をしてください」と希望する患者《かんじゃ》さんの気持ちは、「アレルギー検査をしたら原因が分かるのではないか」、もっといえば、「ある食べ物が原因なら、それを食べなければ治るのでは。日常生活が原因なら、改めれば治るのでは」という思いです。

原因を、食べ物や日常生活に求める気持ちはよく分かります。「努力で変えられる」

ことが原因であってほしいからです。原因は「体質」といわれたら身もふたもありませんし、「遺伝」とでもいわれようものなら、治そうという意欲が根こそぎなくなってしまいます。しかし、誤解を恐《おそ》れずにいえば、アレルギーの検査では、アトピー性《せい》皮膚炎《ひふえん》の原因は分からないのです。

医師「検査の結果、あなたのアトピーの原因は、卵だということが判明しました。以後、食べないようにしてください」

患者「あれから卵を食べるのをやめたら、アトピーが治りました。ありがとうございました」（笑顔）

こんなふうになれば、患者《かんじゃ》さんも救われます。しかし、このようなケースは非常にまれです。検査で、アトピー性《せい》皮膚炎《ひふえん》の原因が、解明されるわけではないのです。

参考でも検査する意味はある

多くのアトピー性皮膚炎《せいひふえん》の人にアレルギー検査（IgEの量の測定）をしてきましたが、その値が中程度《ちゅうていど》以上に高かった人の割合は、ざっくり次のようでした。

ダニやハウスダスト…七割が陽性
スギ花粉…………五割が陽性
カビ、動物…………四割が陽性
イネ科花粉…………三割が陽性
食べ物……………二割が陽性

この結果は、幼児期以降の場合です。年齢《ねんれい》が上がるにつれて、陽性率は高い傾向《けいこう》にありました。

ダニと、その死骸《しがい》が含《ふく》まれるハウスダストの陽性率が、明らかに高かったのです。しかし、人間とダニとは共存しています。ダニがだめと分かっても、無菌室《むきんしつ》で生活するわけにもいきません。ダニを避《さ》けることは不可能です。ダニ対策を叫《さけ》んでも、その結果は、ぱっとしませんでした。

スギやイネの花粉、カビも同様です。「花粉やカビを避《さ》けるには、どうすればいいの？」と尋《たず》ねられても、「毎日、おふろに入りましょう」という、ありきたりのアドバイスしかできません。

また、検査の値が高いからといって、アトピーがひどいとも限らないのです。卵のアレルギー値は高いのに、食べても平気というお子さんは多いですし、検査でアレルギーはないのに、ひどいアトピーという人もあります。

検査によって、「努力で変えられる」ものが見つかることは少なく、検査は「参考」にしかならないのです。

「検査を頼《たの》んだのに、熱心に調べてくれない」理由は、ここにあるのです。とはいえ、症状《しょうじょう》をひどくする「悪化因子《あっかいんし》」が見つかることがありますので、検査には意味があります。

後述しますが、検査でイヌアレルギーが分かり、対策を立てたらアトピーがよくなったという人もありました。

また、アトピー性皮膚炎《せいひふえん》とは別に、「食物アレルギー」という病気があります。乳児のアトピー性皮膚炎《せいひふえん》は、食物アレルギーを合併《がっぺい》することがあります。食事の後、じんましんが出る、唇《くちびる》がはれる、呼吸が苦しくなる、おなかが痛くなる、下痢《げり》をするなどの症状《しょうじょう》が出る場合、食物アレルギーの可能性があります。食事制限が必要なこともありますので、小児科《しょうにか》の専門の先生にご相談ください。

4

治療のヒントは「鼻」にあり。天然のアブラがお肌を守る

では、この本の主題の一つである、アトピー性皮膚炎《せいひふえん》の根本原因は何か、ということに迫《せま》ります。

「アトピー性皮膚炎《せいひふえん》の、原因は何ですか?」という問いかけに、いろいろなことがささやかれています。「食べ物」「ダニ」「ハウスダスト」「汗《あせ》」「体質」「乾燥肌《かんそうはだ》」「ストレス」「カビ」「花粉」「ペット」「食品添加物《しょくひんてんかぶつ》」「不摂生《ふせっせい》」などなど。これらは、間違《まちが》いではありません。しかし、決定的な原因が、一つあるのです。

答えの前に、質問です。アトピーの患者《かんじゃ》さんの皮膚《ひふ》で、皮膚炎《ひふえん》を起こさない部分は

どこでしょうか？

①鼻

②手のひら

③おしり

アトピーの人ならよく分かると思います。

手のひらはカサカサになったり、切れたりする場所です。アトピーは大人になると、多くは治りますが、手のカサカサは残ることがあります。おしりも汗《あせ》をかいて、皮膚炎《ひふえん》がひどくなりやすい所です。

正解は、①の鼻です。

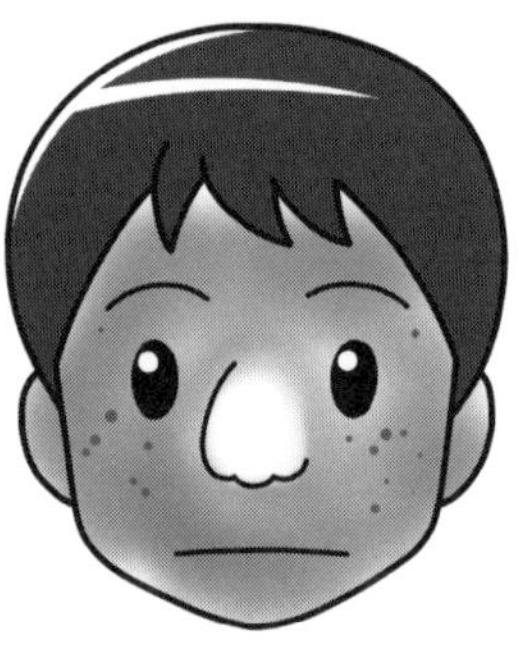

鼻は常に潤っているので
アトピーにならない

顔のアトピーがひどい人も、不思議と鼻はキレイです。鼻は毛穴から分泌《ぶんぴつ》される、天然のアブラによって潤《うるお》っているからです。

「なぜ、アトピーになるのか」の謎《なぞ》を解くカギは、「なぜ、鼻はアトピーにならないのか」にあります。鼻は、二十四時間、三百六十五日、潤《うるお》っていることにより、皮膚《ひふ》炎《えん》から免《まぬが》れているのです。

もう、お分かりでしょう。アトピー性皮膚炎《せいひふえん》は、たくさんの要因が絡《から》み合《あ》って発症《はっしょう》しますが、最も重要で根本的な原因は「乾燥肌《かんそうはだ》の体質」なのです。

こんな大切なことが意外に知られていないので、もう一度強調いたします。

アトピー性皮膚炎《せいひふえん》の、「最大」かつ「根本的」な原因は、「乾燥肌《かんそうはだ》の体質」なのです。

「なんだ、結局は『体質』か」と、ガッカリしないでください。体質は努力で変えられませんが、乾燥肌《かんそうはだ》は、努力で潤《うるお》すことができるのです。

知りたいこと　その①

質問

アトピー性皮膚炎の原因は？

答え

乾燥肌の体質です

「体質」は努力で変えられませんが、
「乾燥肌」は、努力で潤すことができます

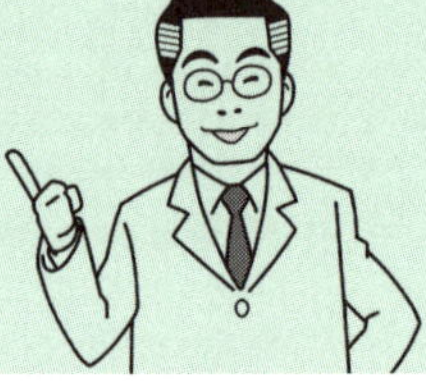

5

大発見！　遺伝子で解明された、皮膚の大事なバリア機能

平成十八年、皮膚科学会《ひふかがっかい》を震撼《しんかん》させる、大発見がありました。「多くのアトピー性皮膚炎患者《せいひふえんかんじゃ》に、フィラグリン遺伝子の異常がある」という論文が発表されたのです。

フィラグリン遺伝子とは、皮膚《ひふ》のバリアを保つ遺伝子の一つです。それに異常があると、バリアが弱くなり、カサカサの皮膚《ひふ》、乾燥肌《かんそうはだ》になるのです。

皮膚《ひふ》の表面は、わずかコピー用紙一枚程度の厚さの表皮《ひょうひ》が、覆《おお》い守《まも》っています。表《ひょう》皮《ひ》は細胞《さいぼう》の集まりです。ちょうど、レンガが積み重なるように、たくさんの細胞《さいぼう》が積

み重なってできています。

細胞《さいぼう》内は天然《てんねん》保《ほ》湿《しつ》因子《いんし》というアブラで満たされ、細胞《さいぼう》と細胞《さいぼう》の隙《す》き間《ま》は、角質細胞間脂《かくしつさいぼうかんし》質《しつ》というアブラで潤《うるお》っています。その皮膚《ひふ》の表面は、皮脂膜《ひしまく》というアブラの膜《まく》でコーティングされています。二重三重のバリアにより、表皮《ひょうひ》は外敵の侵入《しんにゅう》を許さず、体内の水分の蒸発を防いでいるのです。

フィラグリン遺伝子の異常があると、皮脂《ひし》膜《まく》のコーティングも、細胞《さいぼう》間のアブラも、細《さい》胞《ぼう》自体のみずみずしさも、貧弱《ひんじゃく》になります。表皮《ひょうひ》は、食用ラップのように、水も漏《も》らさぬ、鉄壁《てっぺき》の守りが理想なのですが、水もコーヒー

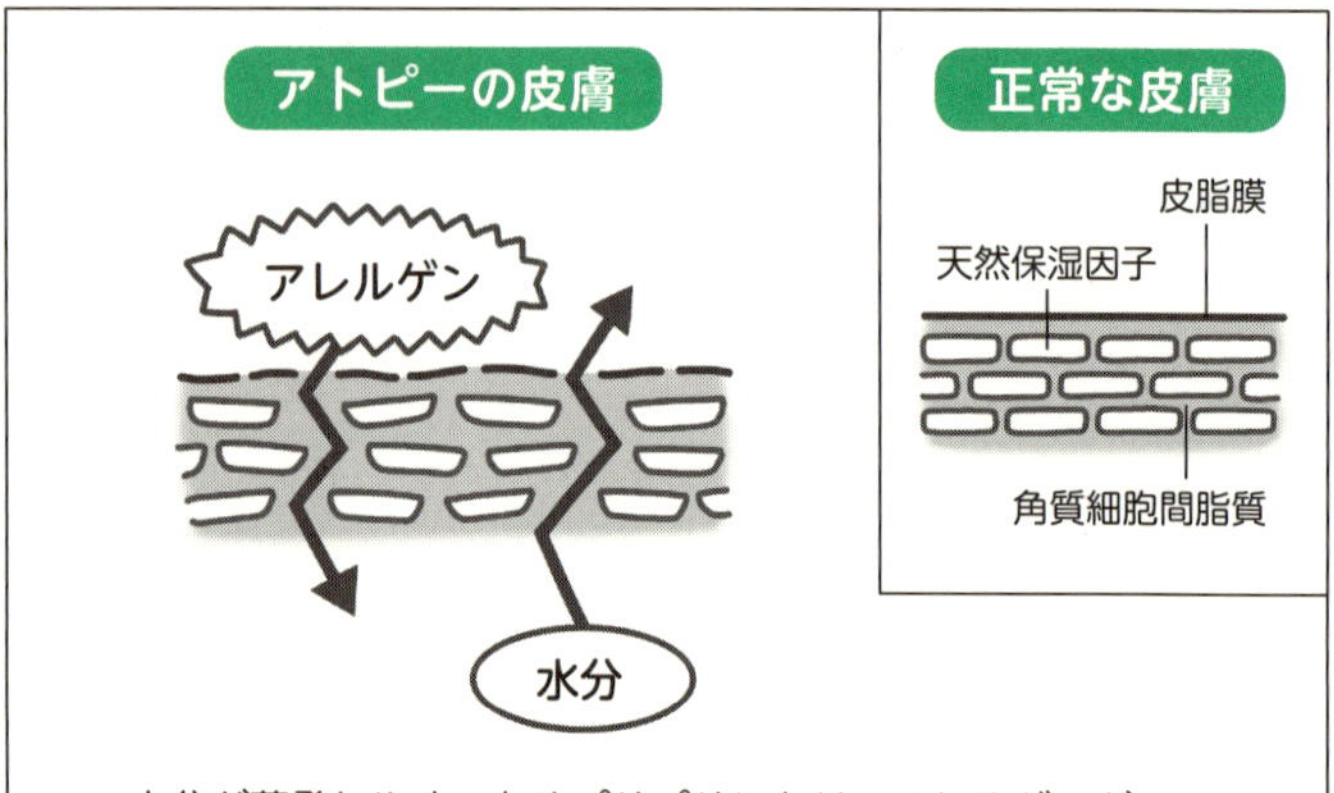

水分が蒸発しやすいためパサパサになり、アレルゲンが
侵入しやすいために、アレルギー反応で皮膚炎を起こす

も濾過《ろか》する、コーヒーフィルターのようになってしまうのです。言うなれば、「隙《す》き間《ま》だらけの皮膚《ひふ》」「どうぞご自由にお通りください状態」になっているのです。「来るものは拒《こば》まず、去るものは追わず」といえばカッコいいですが、外敵に対して無防備になり、大事な水分が蒸発しているのです。

かくして、アレルゲン（ハウスダスト、汗《あせ》、カビ）の侵入《しんにゅう》を許してしまった皮膚《ひふ》は、アレルギー反応《はんのう》で皮膚炎《ひふえん》を起こします。

アレルゲンが侵入した皮膚で何が起こっているのか

こんな例え話があります。

窓が開けっぱなしの、セキュリティの悪いビルで、防犯警報が鳴《な》り響《ひび》きました。侵《しん》入者《にゅうしゃ》があった模様です。大勢の警備員がやってきて、手当たり次第《しだい》に機関銃《きかんじゅう》をぶっ放し、ビルの内装は無茶苦茶になってしまいました。それでも侵入者《しんにゅうしゃ》がつかまらないいため、ゴジラのような大男がやってきて、ビルをバリバリ破壊《はかい》し始めました。

悲惨《ひさん》な例え話ですが、このようなことが、アトピー性《せい》皮膚炎《ひふえん》の皮膚《ひふ》で起こっているのです。

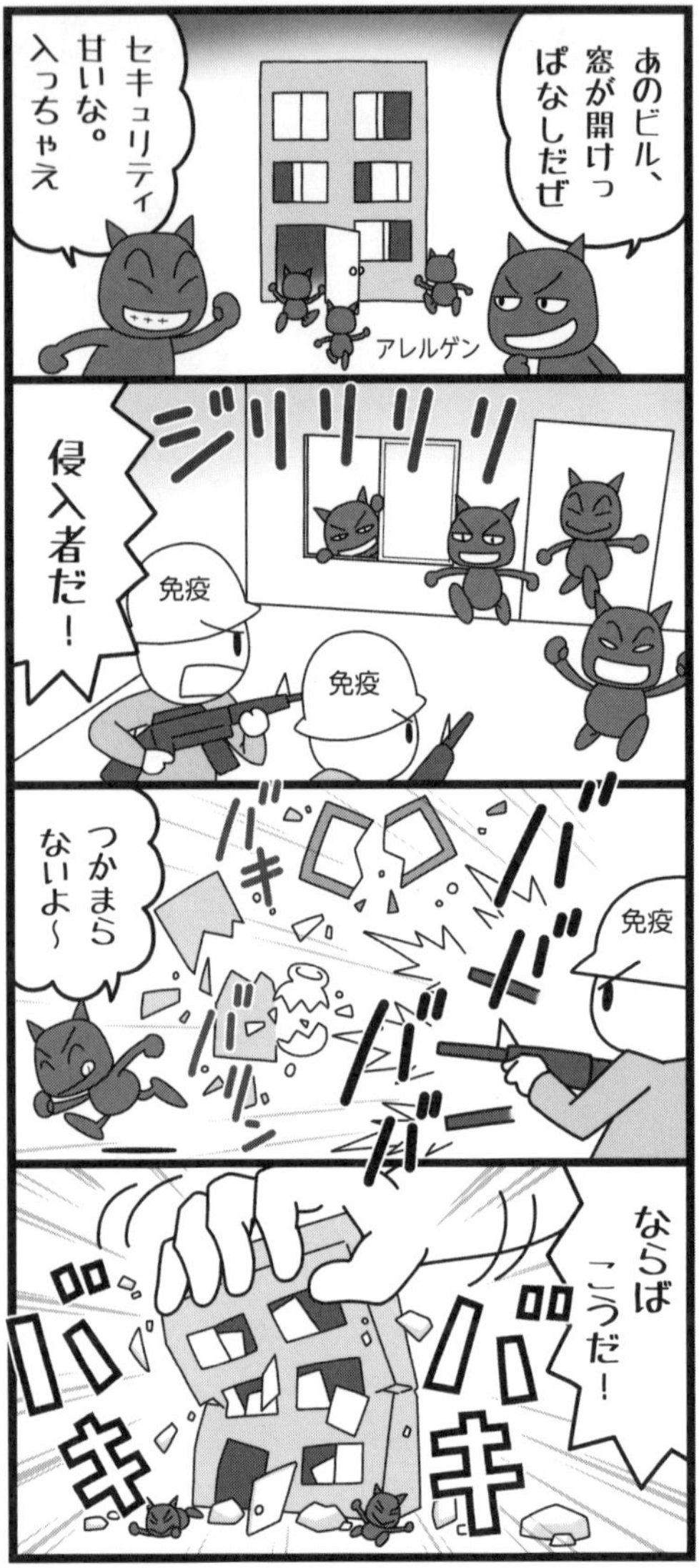
あのビル、窓が開けっぱなしだぜ
アレルゲン
セキュリティ甘いな。入っちゃえ
ジリリリリ
侵入者だ！
免疫
免疫
免疫
つかまらないよ～
ならばこうだ！
バキバキ

窓の開いたビルとは、乾燥《かんそう》した皮膚《ひふ》のことです。侵入者《しんにゅうしゃ》とはアレルゲン（ハウスダスト、汗《あせ》、カビ）のことです。乾燥《かんそう》した皮膚《ひふ》は、バリア機能が低下していますから、容易にアレルゲンの侵入《しんにゅう》を許してしまうのです。

警備員とはアレルゲン目掛《めが》けてやってくる免疫細胞《めんえきさいぼう》のことです。警備員が機関銃《きかんじゅう》をぶっ放したように、免疫細胞《めんえきさいぼう》もたくさんの物質を放出し、皮膚炎《ひふえん》を引き起こすのです。

大男の破壊行為《はかいこうい》とは、引っかく行為《こうい》です。引っかいてアレルゲンを皮膚《ひふ》から排除《はいじょ》しようとし、悲しきかな、皮膚炎《ひふえん》の悪循環《あくじゅんかん》が始

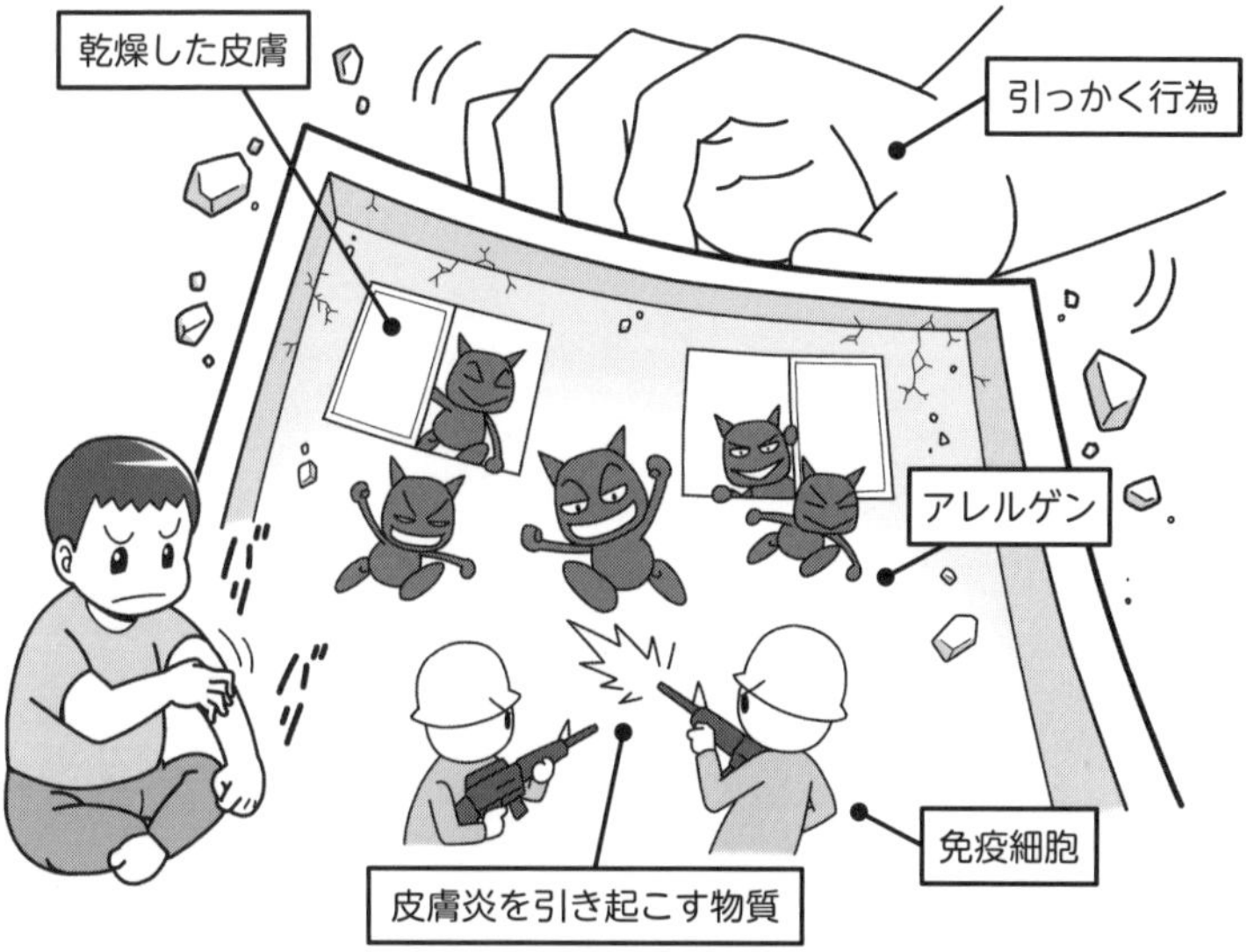

まるのです。

悲劇はこれで終わらず、最悪の展開を迎《むか》えます。ビルの破壊《はかい》に伴《ともな》い、警備会社がより鋭敏《えいびん》な警報機を、ビルの隅々《すみずみ》にまで設置したのです。あろうことか、開いた窓はそのままにして……。新しい警報装置は、ちょっとした雨風でも作動し、怒《いか》り狂《くる》った警備員と大男により、さらなるビル破壊《はかい》が繰《く》り返《かえ》されました。

「なんだ！　この救いのない話は」と思われるでしょう。ビルの隅々《すみずみ》に新設された警報機は、何を例えているのでしょうか。

かゆみを強く感じる原因も明らかに

近年、驚《おどろ》くべき研究結果が発表されました。

通常、かゆみの神経は、表皮《ひょうひ》の下を走っています。ところがアトピー性皮膚炎《せいひふえん》の人は、かゆみの神経が、表皮《ひょうひ》の中に入《はい》り込《こ》んで、皮膚《ひふ》の表面近くまで伸《の》びていることが、発見されたのです。そのため、通常の人と異なり、汗《あせ》や服などのわずかな刺激《しげき》で、かゆみが誘発《ゆうはつ》されてしまうのです。

この悲劇を引き起こした張本人は、何でしょうか。

侵入者《しんにゅうしゃ》が悪い、警備員が悪い、大男が悪い、警報装置が悪い。確かに、それも一理あります。

しかし、最大かつ根本的な原因は、「開いていた窓」です。これが「皮膚《ひふ》の隙《す》き間《ま》」に相当し、これこそが、悲劇の根本原因なのです。

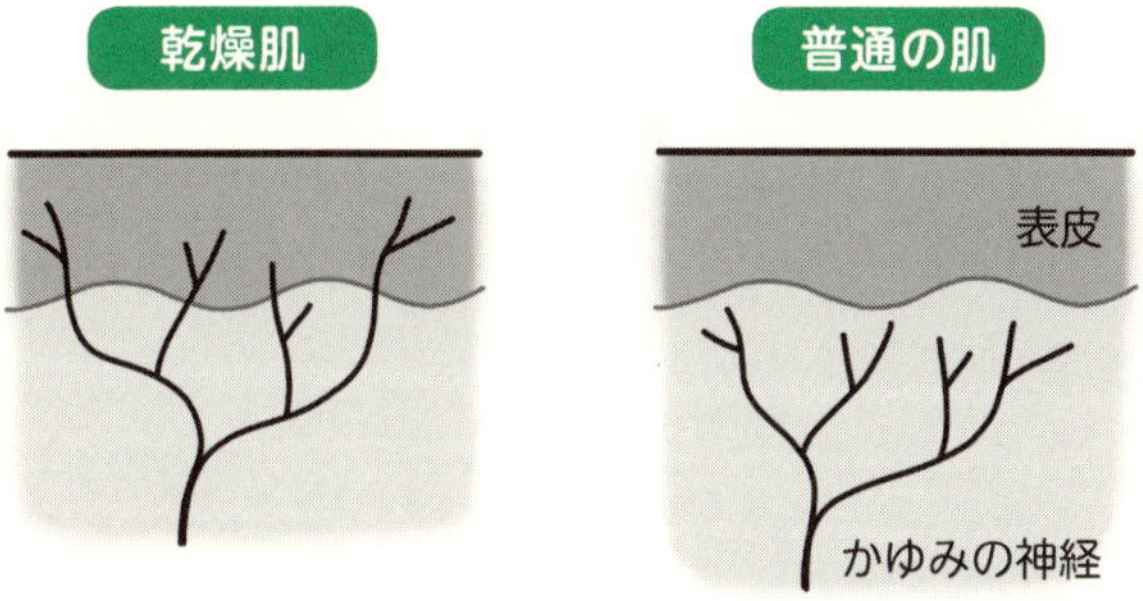

かゆみの神経が表皮の中に侵入しているため、かゆみセンサーが敏感

6

アレルギーマーチを予防するには、お肌の放任主義はいけません

マーチとは行進曲のことです。「アレルギーマーチ」は、次々とアレルギーの病気が出てくることをいいます。ミッキー、ミニー、ドナルドによるマーチならば楽しそうですが、アレルギーマーチのキャラクターはアトピー性皮膚炎《せいひふえん》、喘息《ぜんそく》、アレルギー性鼻炎《せいびえん》（花粉症《かふんしょう》）です。

一難去ってまた一難。一つ治れば次が出てきます。その引き金が主に乳児期のアトピー性皮膚炎《せいひふえん》と考えられています。

アレルギーとは一言でいうと、「過剰《かじょう》な免疫反応《めんえきはんのう》」です。免疫《めんえき》とは、敵が攻《せ》めてき

た時に守ってくれるシステムのことです。国境警備隊とでもいいましょうか。人体の国境に相当するのが皮膚《ひふ》です。

皮膚《ひふ》にはランゲルハンス細胞《さいぼう》という見張り役が、日夜、目をランランと光らせています。皮膚《ひふ》の隙《す》き間《ま》から侵入物《しんにゅうぶつ》（ホコリ、花粉）があると、見張《みは》り細胞《さいぼう》が察知し、それが悪者なのか、無害なのか考えます。悪者と判断したら指名手配をします。あとは警備隊がやってきて外敵をやっつけてくれるのです。

別の皮膚《ひふ》から、同じ敵が侵入《しんにゅう》しようとしたら、手配書が行《ゆ》き渡《わた》っているため、警備隊はすぐに攻撃《こうげき》してくれます。

指名手配した人で、特に凶悪《きょうあく》な犯罪をした人に出されるのが「特別手配」です。皮膚炎《ひふえん》を繰《く》り返《かえ》していると、見張《みは》り細胞《さいぼう》はその侵入物《しんにゅうぶつ》を特別手配します。特別手配は、気管支《きかんし》や鼻の粘膜《ねんまく》にも伝わり、そこで炎症《えんしょう》を起こします。気管支《きかんし》で反応《はんのう》が起これば喘息《ぜんそく》になり、鼻粘膜《びねんまく》ならアレルギー性鼻炎《せいびえん》を発症《はっしょう》します。皮膚炎《ひふえん》の号砲《ごうほう》を合図に喘《ぜん》息《そく》、花粉症《かふんしょう》のパレードが始まるのです。

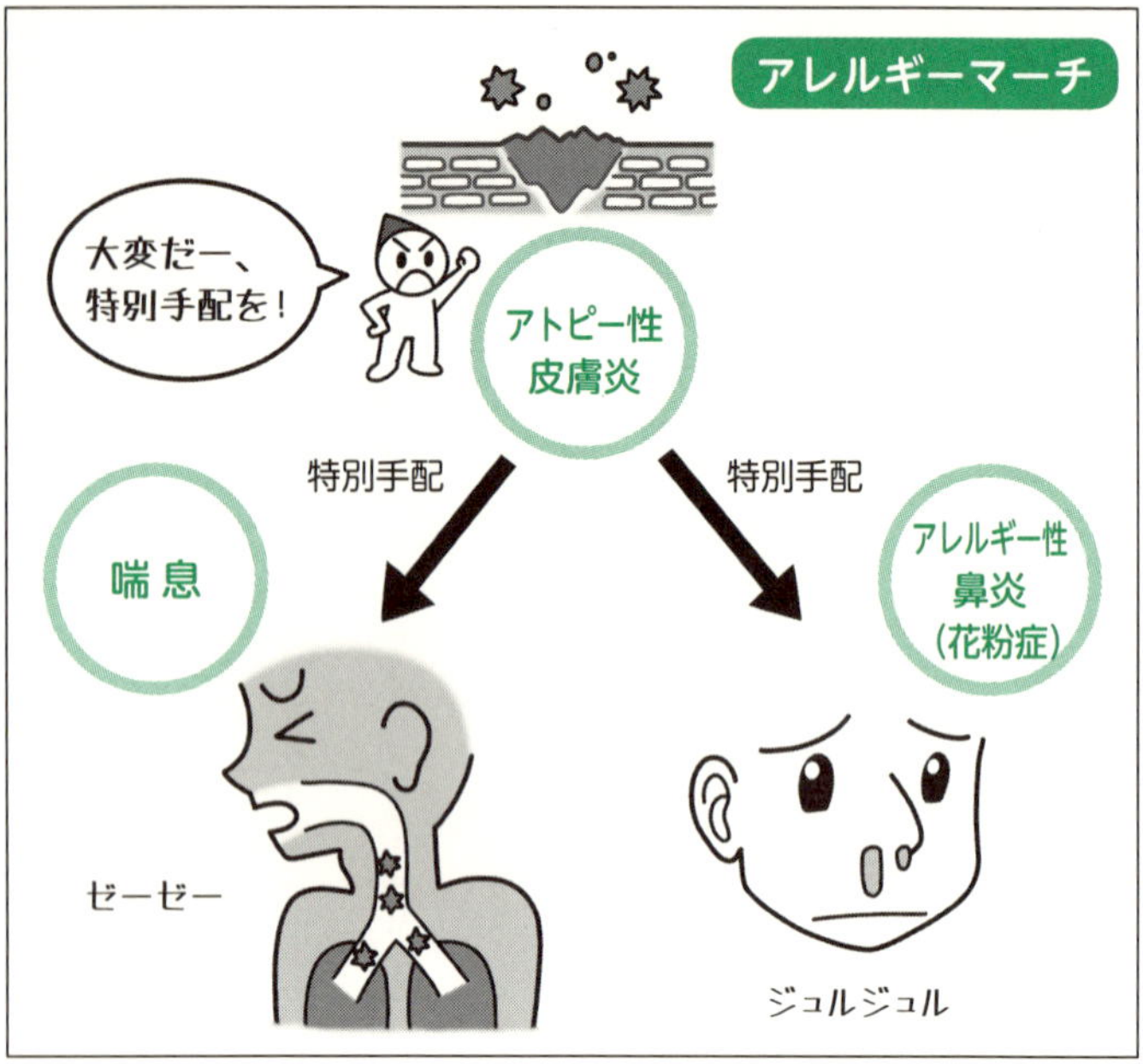

アレルギーマーチを予防するには、どうすればいいのか。

特別手配が出される前に騒《さわ》ぎを収めることです。

「そのうち治る」の放任主義はいけません。かゆかったら薬を塗《ぬ》り、赤くなったら塗《ぬ》る。お肌《はだ》は大事に育てましょう。

アレルギーマーチの観点からは「箱《はこ》入《い》り娘《むすめ》、箱《はこ》入《い》り息子《むすこ》」がよいのです。

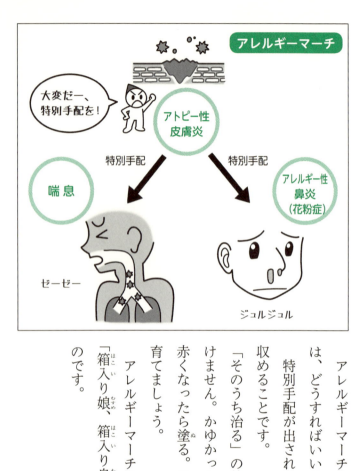

7

塗り薬は先手必勝！「モグラたたき」ではよくありません

アトピー性皮膚炎《せいひふえん》の原因が、「コーヒーフィルターのような皮膚《ひふ》」「開けっぱなしの窓」にあったことは分かっていただけたと思います。ですから、軟膏《なんこう》や保湿《ほしつ》クリームを塗《ぬ》って、皮膚《ひふ》の隙《す》き間《ま》をふさぎ、潤《うるお》すことが重要になってくるのです。「どうすれば治りますか？」の問いの答えは、「塗《ぬ》れば治ります」です。

では、何を塗《ぬ》ればよいのでしょうか。

薬には、強い薬、弱い薬、保湿剤《ほしつざい》があります。「強い薬は怖《こわ》いから、弱い薬を下さい」という患者《かんじゃ》さんがあります。副作用を危惧《きぐ》してのことでしょう。

アトピーの治療《ちりょう》では、最初から、じゅうぶんな強さの薬を使うのが原則です。皮膚《ひふ》炎《えん》が完全によくなってから、弱い薬に切《き》り換《か》えます。

アトピー性皮膚炎《せいひふえん》は、例えるならば、乾燥《かんそう》したワラが燃えているようなものです。そんな時、消防士は、最初から全力で消火を試みて、完全に消えるまで油断しません。

アトピーの治療《ちりょう》も、じゅうぶんよくなるまで塗《ぬ》ってください。少しよくなったからといって塗《ぬ》るのをやめると、すぐにひどくなります。

「モグラたたき」のように、ひじが赤くなったら塗《ぬ》り、ひざがかゆくなったらまた塗《ぬ》るというのもよくありません。先手必勝、早めの手当て。塗《ぬ》るかどうか、「迷ったら塗《ぬ》る」。強い薬か、弱い薬か、「迷ったら強い薬」。これが鉄則です。

それと並んで大切なことは、「転ばぬ先のつえ」の心掛《こころが》けです。本来、つえとは、転ばないために使うものです。転んでからつえをついても遅《おそ》いのです。

このつえに当たるのが、保湿剤《ほしつざい》です。保湿剤《ほしつざい》を塗《ぬ》ることによって、皮膚炎《ひふえん》を予防することができます。予防とは、皮膚炎《ひふえん》がぶり返してくるのを抑《おさ》える（二次予防）という意味です。

一方、乳児の頃《ころ》から保湿剤《ほしつざい》を塗《ぬ》っていたら、アトピー性皮膚炎《せいひふえん》になることを予防できる（一次予防）というデータもあります。

「一に消火、二に火の用心」。火を見たらまず消す。その後、再び燃えないよう用心する。アトピー性皮膚炎《せいひふえん》も同じです。

強い薬でキレイにして、保湿《ほしつ》剤《ざい》などで予防を心掛《こころが》ける。

「一に治療《ちりょう》、二に予防」が大切です。

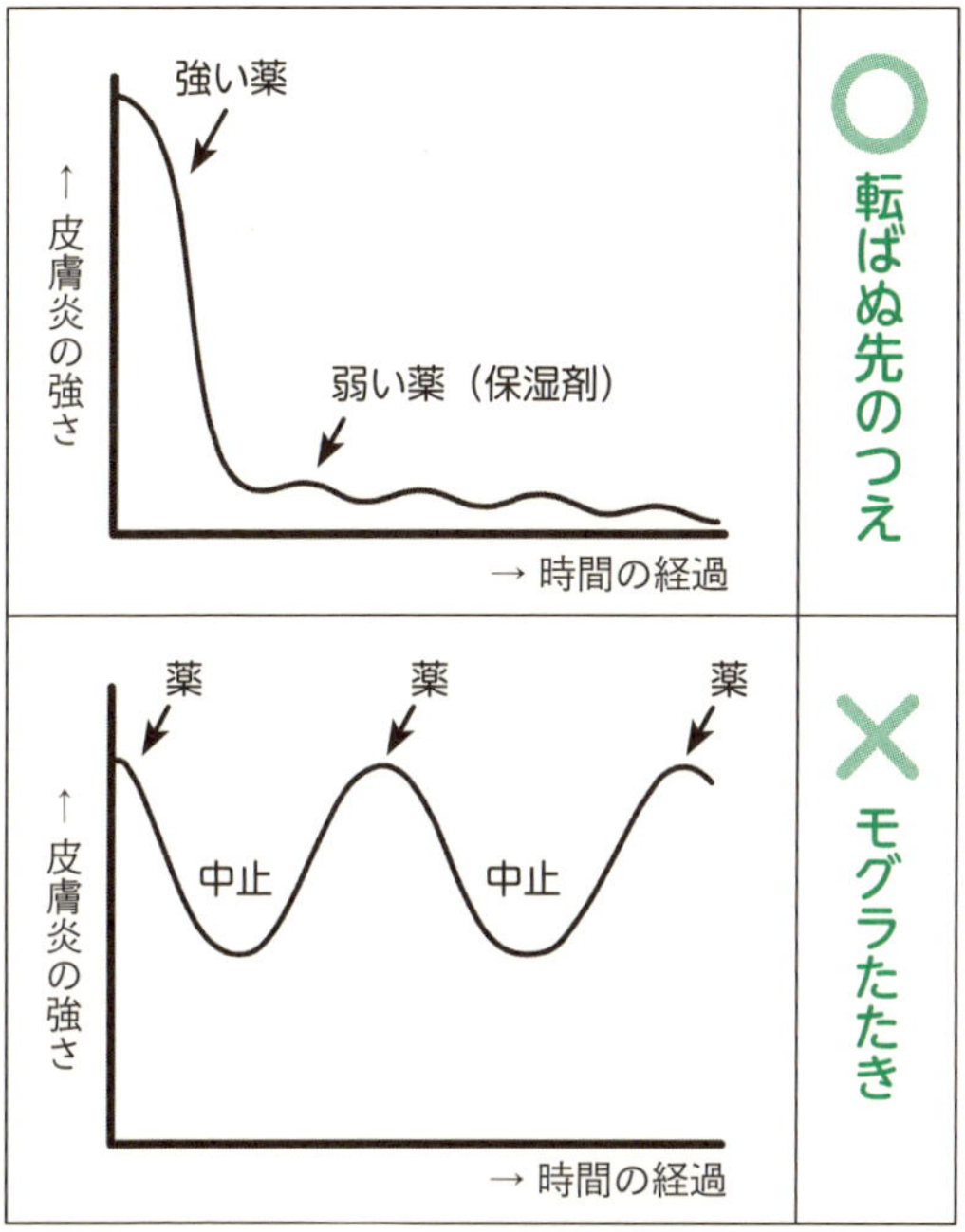

8

治らない理由は、「塗る量」が少ないのです

会社の人材配置の基本は「適材適所」といわれます。治療《ちりょう》の基本は「適剤適所」であり、どこに、どの薬を塗《ぬ》るかが重要です。

塗《ぬ》り薬《ぐすり》には大きく分けて、ステロイド（副腎皮質《ふくじんひしつ》ホルモン）、タクロリムス軟膏《なんこう》、保湿剤《ほしつざい》、の三つがあります（詳《くわ》しくは2章）。

ステロイドは、強い物から弱い物まで、強さの異なる薬があります。タクロリムス軟膏《なんこう》は成人用と小児用《しょうにょう》の二種類です。保湿剤《ほしつざい》は、さらっとした物や、べたっとした物があります。

これら適剤《てきざい》を、適所に塗《ぬ》るのです。ひどい所には強い薬、皮膚炎《ひふえん》の軽い所には弱い薬。部位によっても異なり、顔や首は薬の吸収がよいので、弱い薬が選ばれます。詳細《しょうさい》は担当の先生にお尋《たず》ねください。

食材は同じでも、料理人の腕《うで》によって味に差がありますが、それが腕《うで》の見せどころでもあります。もらった薬は同じでも、「塗《ぬ》る量」、「塗《ぬ》り方《かた》」によって治療効果《ちりょうこうか》が異なります。

治らない人の多くは、「塗《ぬ》る量が少ない」のです。何をやってもよくならない人でも、入院すると全員キレイになります。入院したからといって、特別な治療《ちりょう》があるのではありません。一日二回、医師や看護師がしっかりと薬を塗《ぬ》ります。ほとんどの患《かん》者《じゃ》さんが、「こんなに塗《ぬ》るのですか」と驚《おどろ》きます。

塗《ぬ》っている薬の量を計算してみたところ、日常は平均一日一~二グラムですが、入院すると十~二十グラムと、十倍もの量を塗《ぬ》っています。塗《ぬ》り薬《ぐすり》の適量の認識《にんしき》が、患《かん》者《じゃ》と医師で差がありました。

チューブから軟膏《なんこう》を、人さし指の第一関節まで出した量で、手のひら二枚分の広さが塗《ぬ》れます。実際にその量を塗《ぬ》ってみてください。「ヌメヌメ」になります。「ベタベタ」は塗《ぬ》りすぎですが、塗《ぬ》った直後は「ヌメヌメ」になり、三十分ほどで皮膚《ひふ》に吸収されて「しっとり」となる量。これが適量です。

塗《ぬ》り方《かた》も、こするように塗《ぬ》る人がいますが、「塗《ぬ》り込《こ》めばよく効く」というのは誤解です。軟膏《なんこう》は、皮膚《ひふ》に触《ふ》れていれば効くのです。

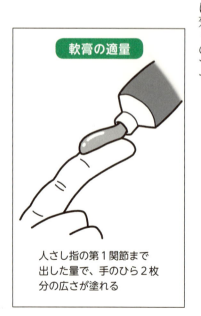

軟膏の適量

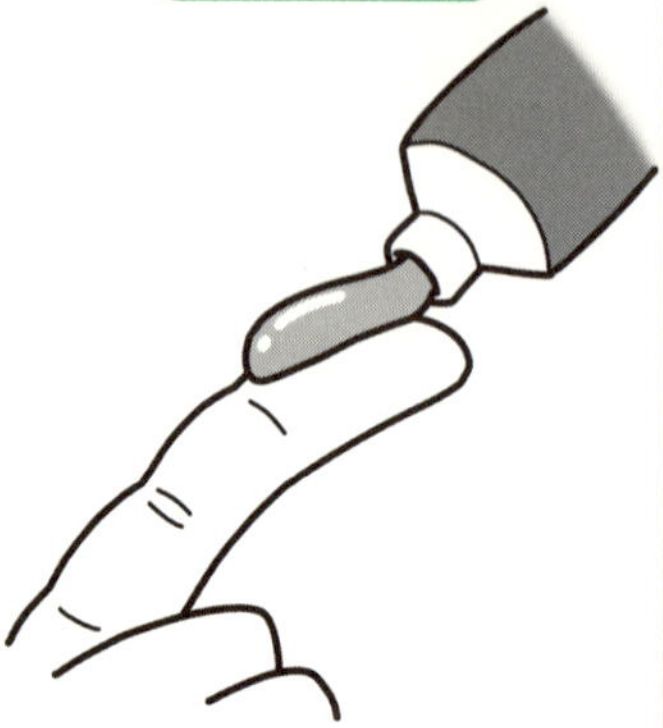

人さし指の第１関節まで出した量で、手のひら２枚分の広さが塗れる

知りたいこと　その②

質問

どうすれば治るの？

答え

塗れば治ります

塗った直後は「ヌメヌメ」、
しばらくして「しっとり」
するのが適量です

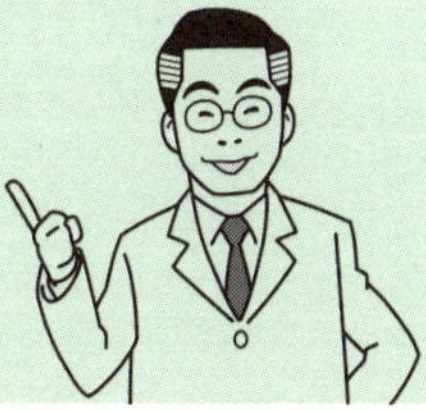

コラム

薬は少なくなると、効きめが弱くなる？

「薬は使い始めがいちばんよく効き、終《お》わり頃《ごろ》になると効きめが悪くなる」

そう思えることがあります。

薬の後のほうは、濃度《のうど》が薄《うす》くなっているのでしょうか？

そんなことはありません。

薬をもらったばかりの時は贅沢《ぜいたく》に使いますから、皮膚《ひふ》はキレイになります。しかし薬が少なくなると節約モードに入るため、皮《ひ》膚炎《ふえん》が悪化するのです。

「薬がなくなったら病院に行かなければならない。また二時間待ちか……」の気持ちが、塗《ぬ》る量を節約させるのです。

財布と同じです。給料日は自分へのご褒美《ほうび》と散財し、中身が寂《さび》しくなると財布のひもが固くなるようなものです。

トイレットペーパーを、なくなってから買いに行く人はないでしょう。まだチューブ一本残っていてもいいのです。容器の薬なら三分の一残っていてもいいのです。手元に薬がどれだけ残っていても、病院では同じ分量だけ出してもらえます。早めに受診《じゅしん》する習慣を身につけましょう。

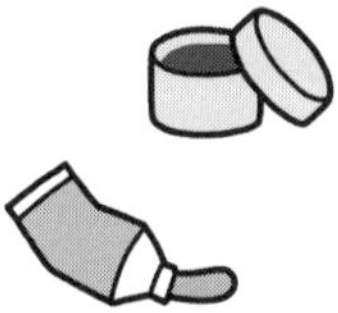

9

いつ発症して、いつ治るのか。見通しをつけておくと安心です

「アトピーの原因は？」「どうすれば治るの？」これらの疑問にお答えしました。

「では、アトピーはいつ治るの？」

患者《かんじゃ》さんが知りたい、三つめの疑問です。

「生まれつきアトピー」という人は、一人もいません。そして、「アトピーのおじいさん、おばあさん」も見かけません。ということは、人生において、アトピーになった時と、治った時とがあるのです。それは千差万別ですが、大きく三つのタイプに分けることができます。

①生後四カ月頃《ごろ》に発症《はっしょう》して、一歳半くらいで治るタイプ

「かゆい」という言葉も発せない乳児が、小さな手で、おなかをポリポリとかいている。そんな、いたいけな姿を見ると、居ても立ってもおれないでしょう。

でも、安心してください。約一年の辛抱《しんぼう》です。乳児期に発症《はっしょう》するタイプが、いちばん早く治るのです。

食物アレルギーを合併《がっぺい》することがありますので、その場合、小児科《しょうにか》の専門の医師に、ご相談ください。

②幼児の時に発症し、中学生までに治るタイプ

このタイプは五～十年の辛抱《しんぼう》です。三歳頃《ごろ》からカサカサして、かゆくなり、小学校時代に、最もひどくなります。

中学生になると、徐々《じょじょ》に目立たなくなっていくタイプです。

③大人になっても治らない、または大人になって発症するタイプ

問題になってくるのが、このタイプです。小学校で発症《はっしょう》する人、中学高校で発症《はっしょう》する人、さまざまですが、大人になっても治らない人がいます。「大きくなったら治ると言われたのに」「医者のうそつき」と、病院を転々としているのも、このタイプです。アトピー性皮膚炎《せいひふえん》は、本来、子どもの病気ですが、二十歳を過ぎて発症《はっしょう》する「成人型《せいじんがた》アトピー」もあります。

アトピーの、最大かつ根本的な原因は、「乾燥肌《かんそうはだ》の体質」であることは前述しました。治りにくい人ほど、他の要因が複雑に絡《から》み合《あ》っていると思われます。

しかしご安心を。年齢《ねんれい》を重ねるにつれ、皮膚炎《ひふえん》は軽くなっていきます。「アトピーのおじいさん、おばあさんは見かけない」という事実が、少しでも励《はげ》みになればと思います。

① 生後4カ月頃に発症して、1歳半くらいで治るタイプ

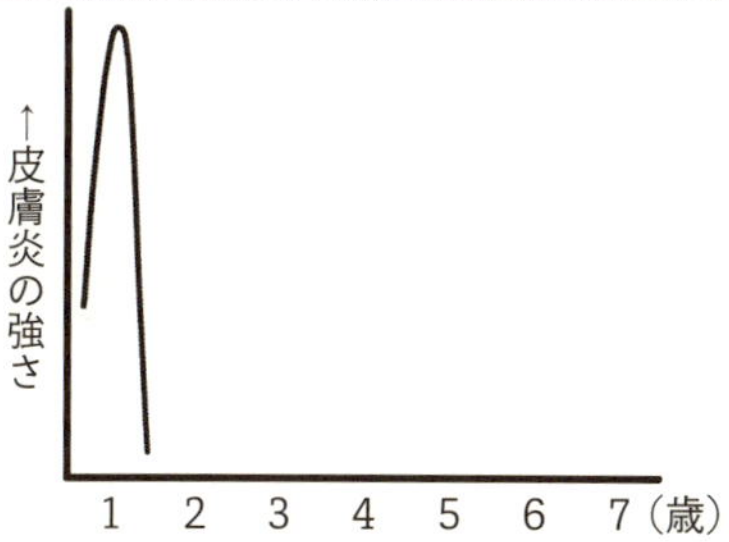

② 幼児の時になって、中学生までに治るタイプ

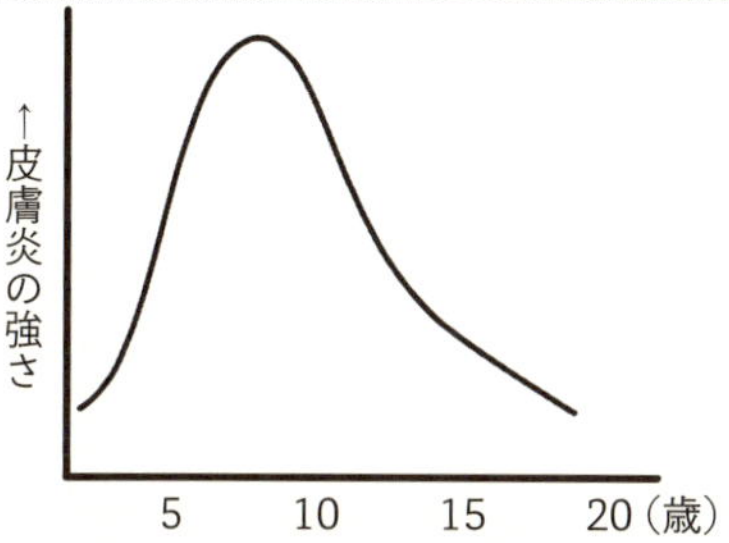

③ 大人になっても治らないタイプ、または大人になって発症するタイプ

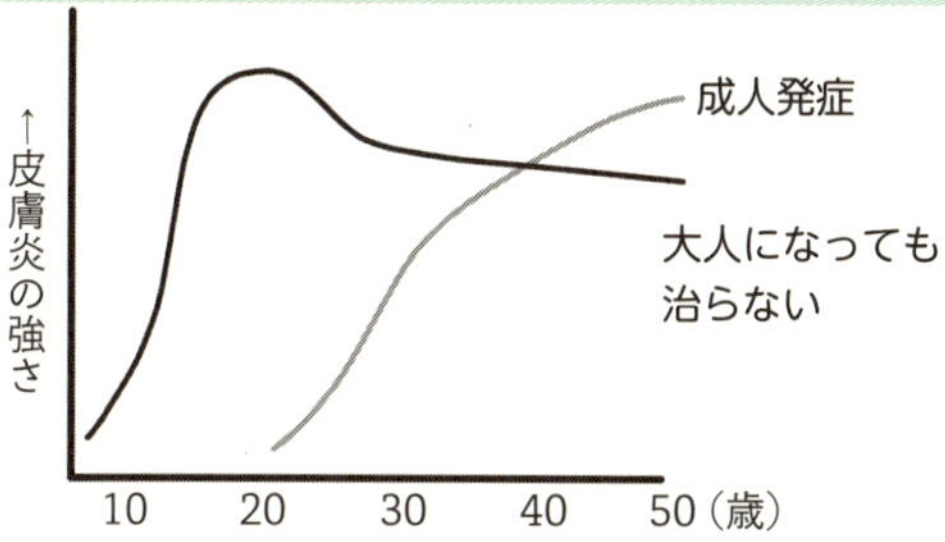

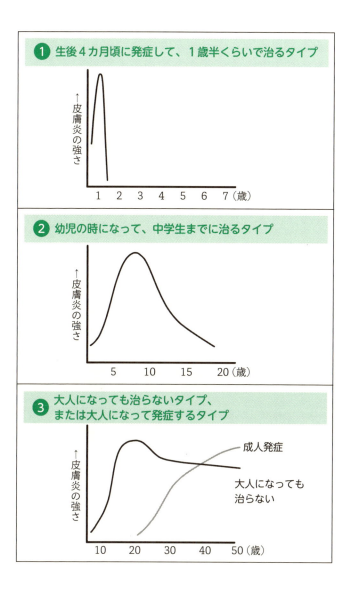

10

「治った」に二つある。まずは第一ゴールを目指しましょう

「アトピーが治りません」という人は、治療《ちりょう》のゴールに二つあることを、知らないのではないでしょうか。言葉を替《か》えれば、「治った」に二つあるのです。

一つは、短期のゴール（とりあえず治った）。二つめは、長期のゴール（本当に治った）です。

薬の力で、「とりあえず治った」のが、短期のゴールの達成です。それを維持《いじ》するのに、塗《ぬ》る手間が面倒《めんどう》、通院が大変、医療費《いりょうひ》がかかる、などの煩《わずら》わしさはありますが、それを除けば、アトピーでない人と同じ生活が送れます。この短期のゴールを達成し

つつ、目指すは長期のゴールです。長期のゴールが、いつ訪れるのかは個人差があります。人体に備わった自然治癒力《しぜんちゆりょく》によって、年々、病気の勢いが治まってくるのです。そして、薬を塗《ぬ》らなくても、病院に通《かよ》わなくてもよいという時が、やってくるのです。これが、「本当に治った」です。アトピー人生ともサヨナラできるのです。

短期のゴールは「薬」によって、長期のゴールは「自然治癒力《しぜんちゆりょく》」によって、達成できるのです。

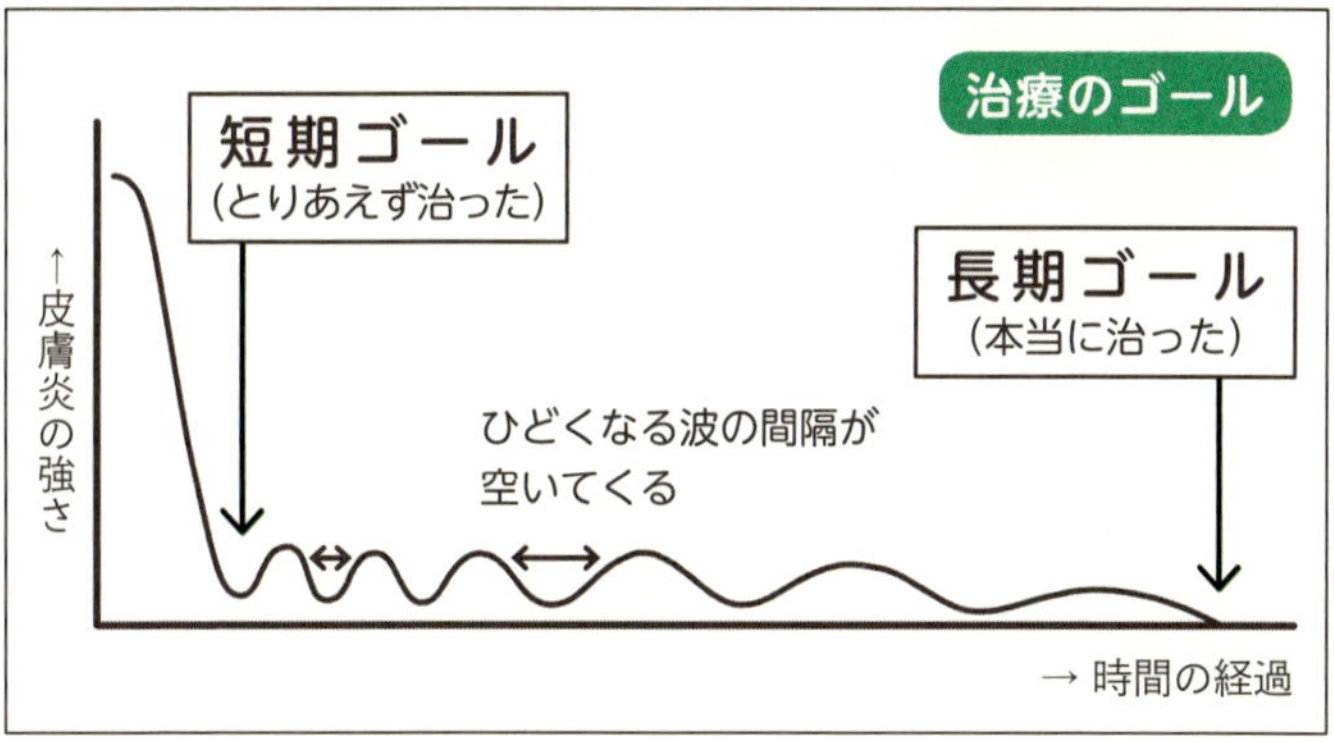

知りたいこと　その③

質問

いつ治るの？

答え

２つのゴールを達成しましょう

短期のゴールは「薬」によって、長期のゴールは「自然治癒力」によって、達成できるのです

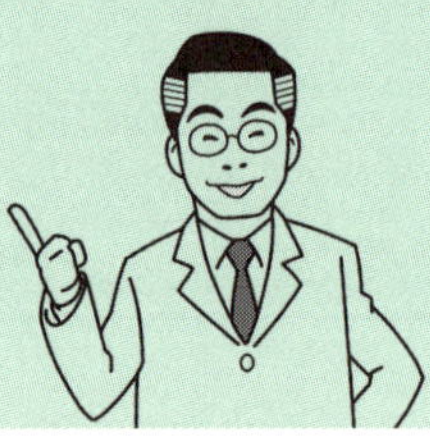

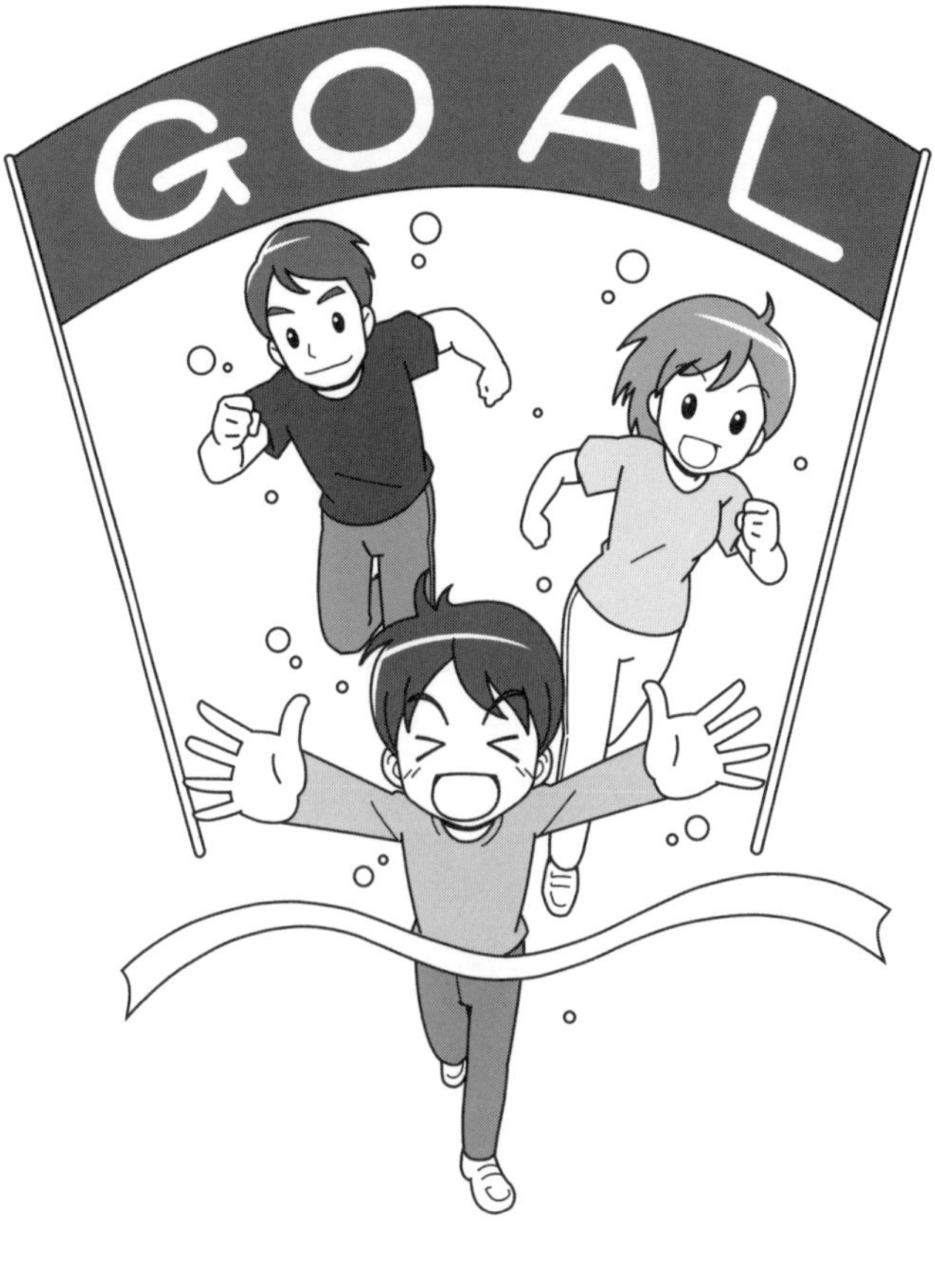
GOAL

2章

ステロイドは怖い薬ですか？

1

ステロイドのよくある誤解①

誤解

「塗った所が黒くなる」

正解

黒くなるのは、ステロイドのせいではありません

「ステロイドの薬を塗《ぬ》ってください」と説明すると、「あのー、それって、怖《こわ》い薬ですか?」と返ってくることがあります。

ステロイドの塗《ぬ》り薬《ぐすり》に、どんな悪いイメージを持っているのでしょうか。「塗《ぬ》ったら黒くなる」「やめられなくなる」と思っている人があります。

一方、医者はステロイドに対して「便利な薬」「必要な薬」というイメージを持っています。正反対ほどの、評価の差があるのは、なぜでしょう。

「ステロイドを塗《ぬ》って日光に当たると黒くなる」は、都市伝説です。とはいっても、「論より証拠《しょうこ》」で、塗《ぬ》った所が黒くなることを経験します。「根も歯もある」都市伝説ですが、大きなカラクリがあるのです。

黒くなったのは「ステロイドのせい」ではなく、「皮膚炎《ひふえん》のせい」なのです。虫に刺《さ》された所が「黒いあと」になった経験はありませんか。これを、専門用語で「炎症後色素沈着《えんしょうごしきそちんちゃく》」といいます。

炎症《えんしょう》とは炎《ほのお》の字のごとく、燃えている状態です。物が燃えた後は、黒い灰が残ります。

皮膚《ひふ》も炎症《えんしょう》を起こすと赤くなり、少し遅《おく》れて黒ずんでくるのです。炎症《えんしょう》の赤みで

「黒」が目立たないのです。薬で赤みが消えると、「黒」が明らかになるので、「塗《ぬ》ったから黒くなった」と錯覚《さっかく》するのです。

事実、皮膚炎《ひふえん》のない所に薬を塗《ぬ》っても、黒くなりません。

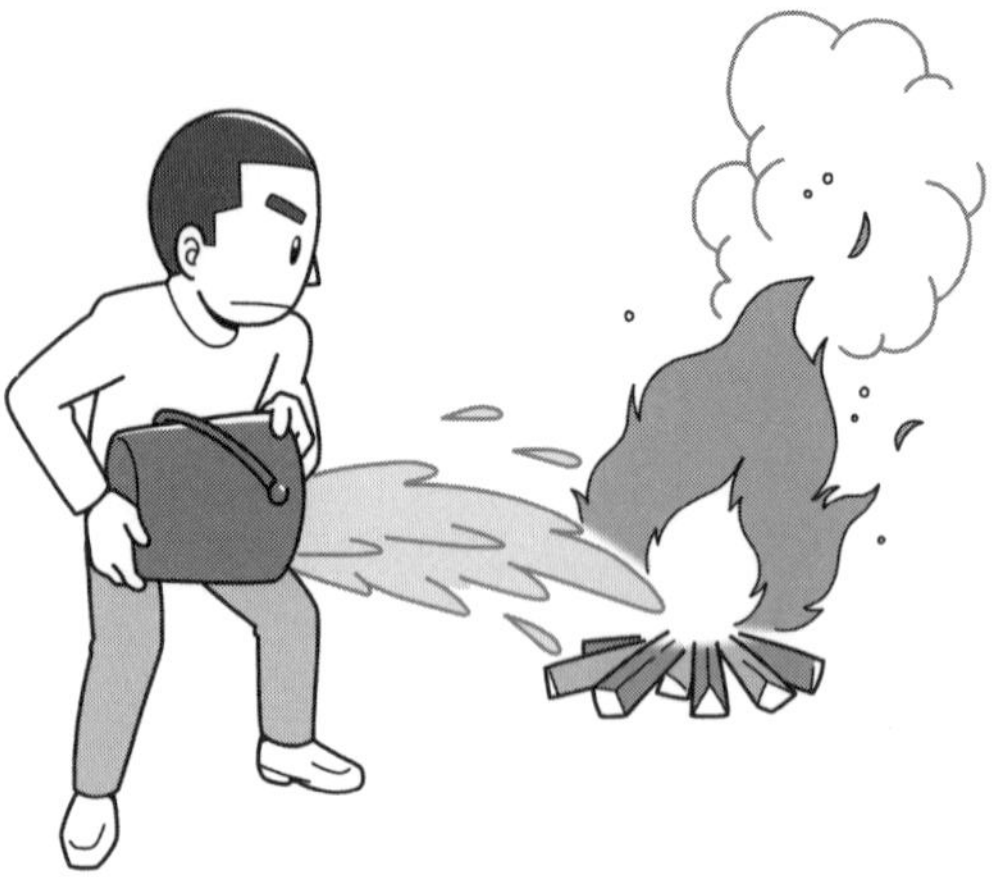

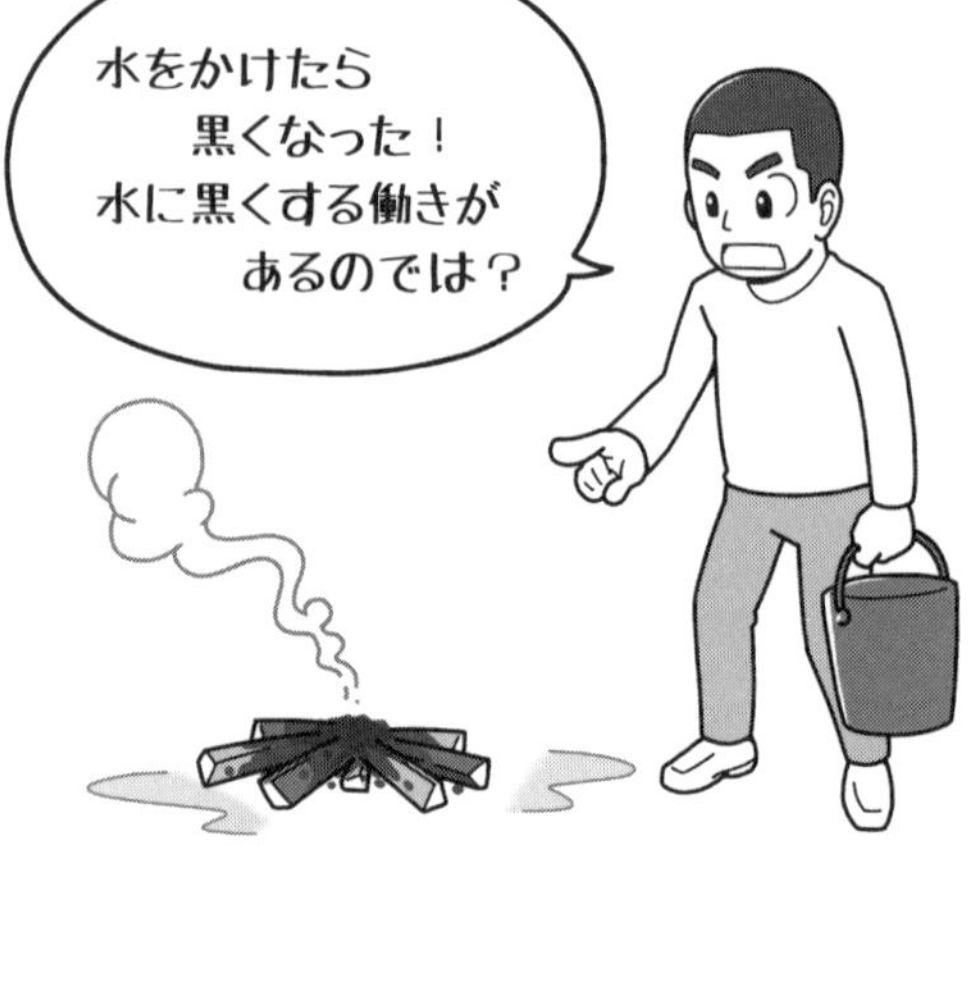
水をかけたら
黒くなった！
水に黒くする働きが
あるのでは？

ステロイドのよくある誤解②

2

誤解

「使い始めるとやめられなくなる」

正解

上手に使えばとても便利な薬です

「薬がやめられなくなる」とは、どういう不安でしょうか。
「使っているうちに効かなくなる」「どんどん強い薬を塗《ぬ》らざるをえなくなる」とい

う懸念《けねん》でしょう。

メガネにも似たところがあります。私が初めてメガネをかけた時、見え方の鮮明《せんめい》さに、大変な感動を覚えました。不便を抱《かか》えて生きてきたことがばからしく、「なぜ、もっと早くメガネにしなかったのか」と後悔《こうかい》しました。その後、メガネが「やめられなく」なりました。その後、近視が進み、見えにくくなったため、何回か度数の強いメガネに替《か》えました。しかし、一定以上度数が進むことはなく、快適ライフを送っています。

アトピー性皮膚炎《せいひふえん》の場合も、成長とともに皮膚《ひふ》が厚くなるためか、塗《ぬ》っている薬が効きにくくなることがあります。強い薬に替《か》えなければならないこともあるでしょう。しかし、際限なく薬が強くなるということはありません。薬で快適な生活を得ることができれば、ＯＫではありませんか。

ステロイドが「やめられなくなる」のは、言葉を換《か》えれば、「快適な生活がやめられなくなる」ともいえます。

ステロイドとは、「よく切れる包丁」のようなものです。世の中には「よく切れる包丁」と「あまり切れない包丁」があります。よく切れる包丁は、野菜もよく切れますが、過ちをすると手も切れます。あまり切れない包丁は、野菜も手も切れません。ケガを恐《おそ》れて、「切れない包丁を下さい」と言う客はいません。

野菜だけ切れて指は切れないという包丁はありませんが、指を切らないようにする方法はあります。熟練することです。

「ステロイドは怖《こわ》い薬ですか」の問いかけに、私はこう答えます。

「上手《じょうず》に使えば大変便利な薬です」と。

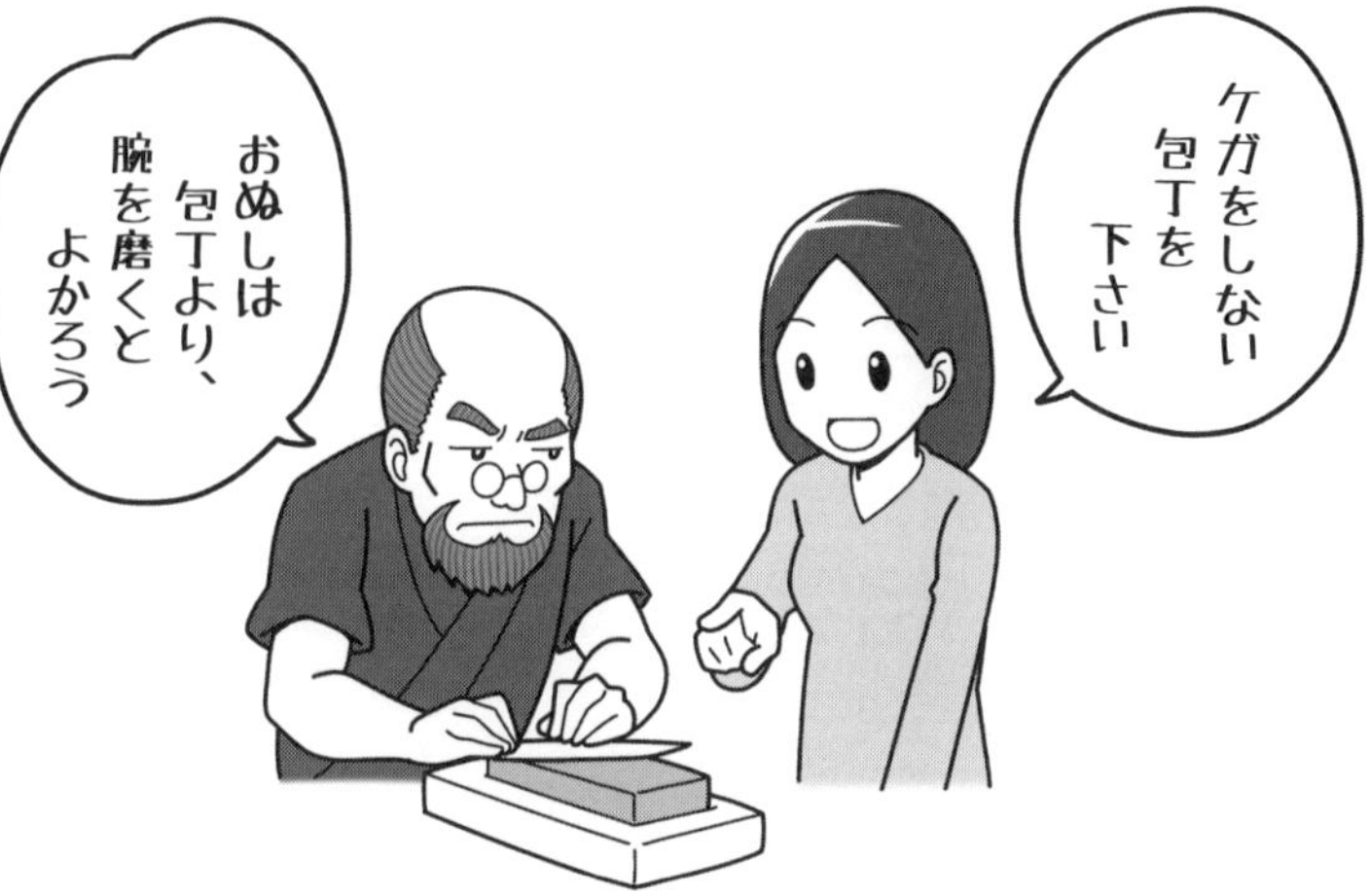
ケガをしない包丁を下さい
おぬしは包丁より、腕を磨くとよかろう

3

ステロイドのよくある誤解③

誤解

「副作用が怖い」

正解

怖くありません。
「副作用かな」と思ったら、医師に相談を

「ステロイドが怖《こわ》い」は「副作用が怖《こわ》い」にほかなりません。しかし副作用と思っていたことは、「都市伝説」や「誤解」だと、分かっていただけたと思います。

では、ステロイドの本当の副作用とは、どのようなものでしょうか。ステロイド外用剤《がいようざい》の副作用で、いちばんよく見かけるのは、毛《もう》のう炎《えん》（ニキビのようなもの）です。塗《ぬ》っている所に、赤くプツッとした物ができることがあります。これをアトピーの一種だと思い、むきになって薬を塗《ぬ》っていると、余計ひどくなります。アトピーのブツブツなのか、毛《もう》のう炎《えん》のブツブツなのか。見分け方は、かゆいか、かゆくないかです。かゆくないアトピーは存在しません。かゆくないブツブツは別の病気を考えましょう。

次に見かける副作用は、「皮膚《ひふ》が薄《うす》くなる」です。アトピー性皮膚炎《せいひふえん》の場合、かいた刺激《しげき》で、皮膚《ひふ》が分厚くなります。厚くなった皮膚《ひふ》がステロイドで薄《うす》くなれば、好都合といえます。

それ以外の副作用として、うぶ毛が濃《こ》くなることがあります。また、「毛細血管拡《もうさいけっかんかく》張《ちょう》」といって、糸のように細い血管が浮《う》きでることがあります。

いずれの副作用も、アトピーを治す効用と比べれば小さいものですし、全ての人に起きるわけではないのです。
「副作用かな？」と思ったら、担当の医師に相談してみましょう。

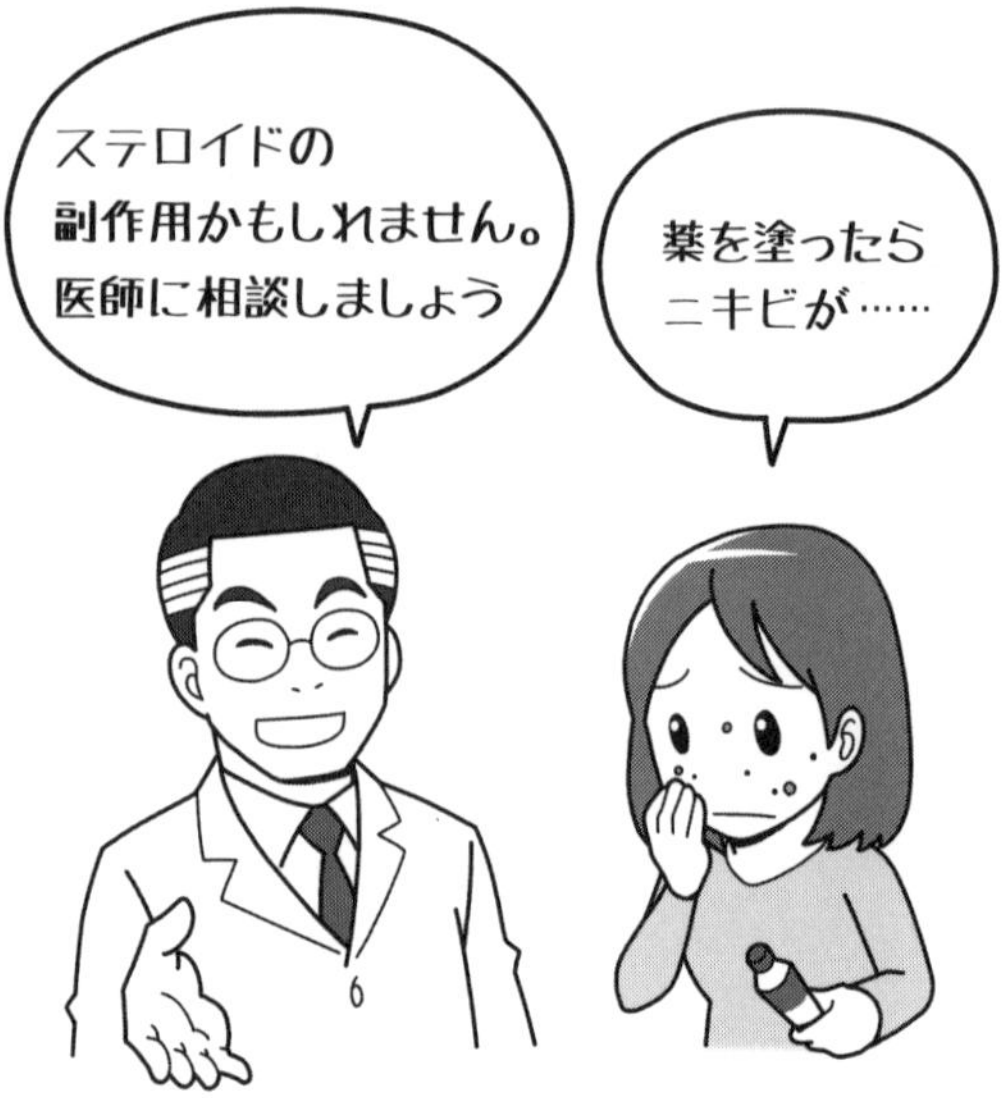
薬を塗ったら
ニキビが……
ステロイドの
副作用かもしれません。
医師に相談しましょう

4

「脱ステロイド」ではなく、「卒ステロイド」を目指しましょう

誰《だれ》が考えたのか、「脱《だつ》ステロイド」という言葉があります。「ステロイド外用剤《がいようざい》は怖《こわ》いから、早くやめなさい」という意味合いでしょう。

一九九〇年代、ステロイドバッシング（ステロイドの副作用の強調）が報道されました。マスコミの影響《えいきょう》は絶大で、「ステロイドは怖《こわ》い薬」のイメージが植えつけられました。日本中の皮膚科医《ひふかい》が激怒《げきど》したのは、言うまでもありません。

副作用のない薬はありません。風邪薬《かぜぐすり》でさえ、年間何人もが副作用で入院しています。「副作用で入院するかもしれません」と副作用を強調したら、誰《だれ》も風邪薬《かぜぐすり》をのま

ないでしょう。

インターネットのアトピー性皮膚炎《せいひふえん》のサイトで、「医者も知らない話」というフレーズが目に留まり、読んでみました。ステロイド外用剤《がいようざい》の論文を都合よく引用し、「だからステロイドは怖《こわ》い」と結論づけていました。由緒《ゆいしょ》ある論文が、こんな利用のされ方をしていたとは、まさに「医者も知らない話」でした。ステロイドバッシングの実態は、副作用の「誇張《こちょう》と強調」なのです。

「私はこの方法で脱《だつ》ステした」という表現を目にします。ある方法で薬から離脱《りだつ》した喜びのあまり、体験談を述べているのだと思います。一人一人体質が異なりますので、他の人に当てはまるとは限りません。

医者は薬大好き人間ではありません。薬を必要最小限にとどめたい、できるならやめたいと思っております。私たちの目指すのは、無理して薬をやめる「脱《だつ》ステロイド」ではありません。ステロイドを塗《ぬ》らなくてもよい身になること、「卒ステロイド」ではないでしょうか。

5

塗り分け不要。これ一本！
新薬「タクロリムス」の特徴と上手な使い方

炎症《えんしょう》を抑《おさ》える薬のベスト1はステロイド外用剤《がいようざい》ですが、それと並んで効果を発揮するのがタクロリムス（商品名＝プロトピック軟膏《なんこう》）です。

ステロイド外用剤《がいようざい》は一九五〇年代に世に出た薬ですが、タクロリムスは一九九九年に登場しました。ステロイドが二十世紀の薬なら、タクロリムスは二十一世紀に羽ばたく新薬です。

タクロリムスの最もうれしい特徴《とくちょう》は、「効いてほしい所だけに効く」ことです。

医者は「ひどい所には強い薬を、ひどくない所には弱い薬を」と塗《ぬ》り分《わ》けを勧《すす》めますが、実際のお肌《はだ》は、ブツブツや発赤《はっせき》のひどい所と、キレイな皮膚《ひふ》とが混在しています。塗《ぬ》り分《わ》けをするのは、かなりの手間です。

タクロリムスは薬の分子量が大きいため、正常な皮膚《ひふ》からはほとんど吸収されません。皮膚炎《ひふえん》の部分はバリアが壊《こわ》れているので、薬が吸収されて効果を発揮します。皮膚炎《ひふえん》を起こしている所にその時だけ作用して、皮膚炎《ひふえん》が治ると作用しなくなります。しかも、皮膚《ひふ》炎《えん》のない所に塗《ぬ》った軟膏《なんこう》は決して無駄《むだ》にならず、皮膚《ひふ》を保護する保湿剤《ほしつざい》として働くのです。つまり、塗《ぬ》り分《わ》け不要。これ一本でＯＫ。忙《いそが》しい人にはもってこいの薬なのです。

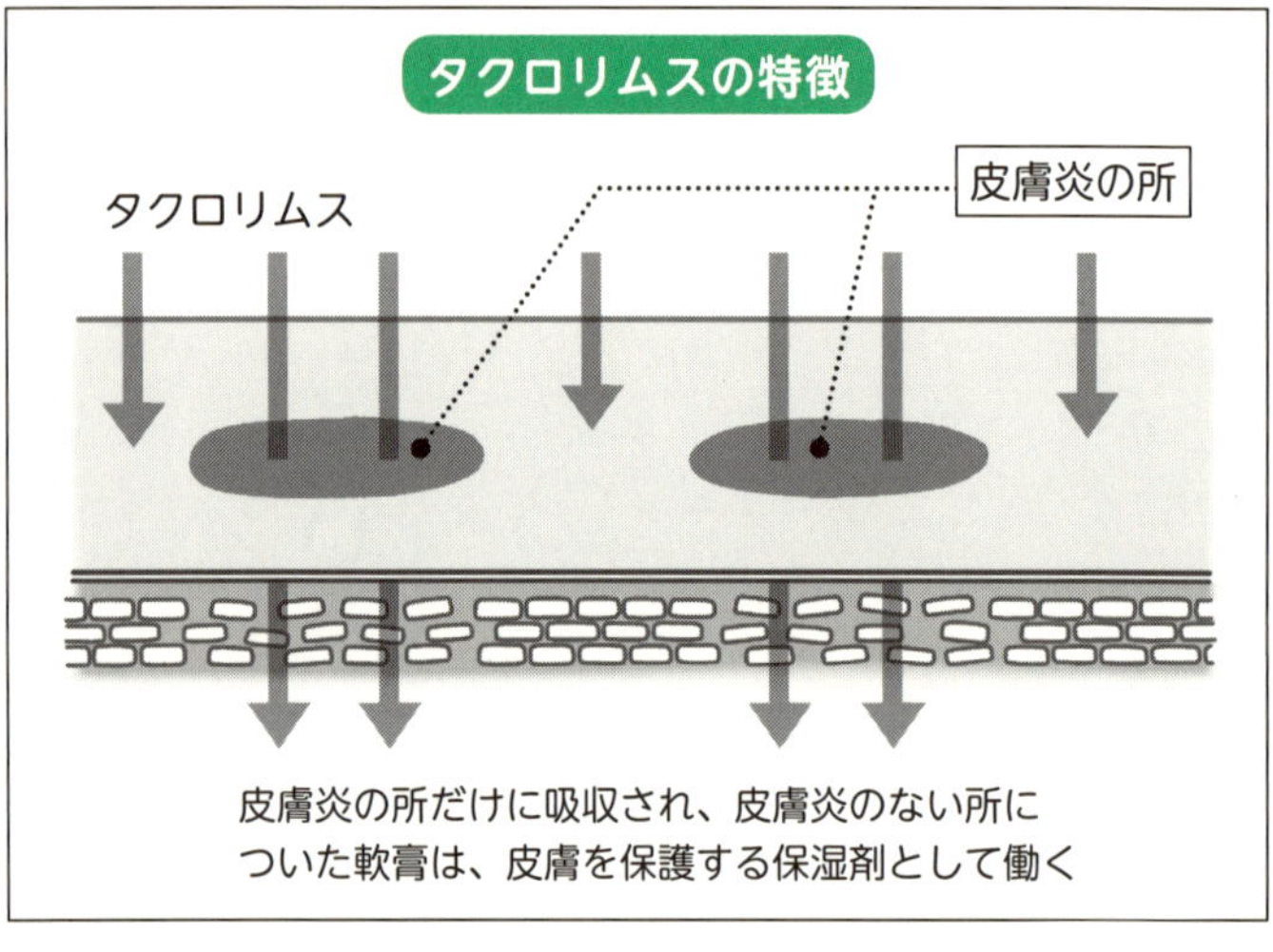

皮膚炎の所だけに吸収され、皮膚炎のない所に
ついた軟膏は、皮膚を保護する保湿剤として働く

気になる副作用は？

タクロリムスは余分な皮膚吸収《ひふきゅうしゅう》がないため、副作用が少なく、特にステロイド外用《がいよう》剤《ざい》で問題になる皮膚《ひふ》が薄《うす》くなるという副作用はありません。顔や首は、もともと薬の吸収がよい部分であるため、適しています。特に目の周りの効果は抜群《ばつぐん》です。

しかしよいことばかりではなく、欠点もあります。

一つはステロイド外用剤《がいようざい》より弱いということです。ステロイド外用剤《がいようざい》は強い物から弱い物まで五段階ありますが、タクロリムスは一種類（小児用《しょうによう》を入れると二種類）しかありません。その強さはステロイドの3群相当です（強さによる分類は3章で詳述《しょうじゅつ》）。つまり、1群や2群でないと効かないひどい皮膚炎《ひふえん》には、タクロリムスは太刀打《たちう》ちできません。また、汁《しる》が出るようなひどい皮膚炎《ひふえん》には、とてもしみるので使えません。皮膚炎《ひふえん》がひどい時の第一選択《だいいちせんたく》はステロイド外用剤《がいようざい》です。強さもじゅうぶんであり、刺《し》激感《げきかん》もありません。皮膚炎《ひふえん》が落ち着いたらタクロリムスを試してみましょう。

またタクロリムスは、塗《ぬ》った所が、熱く感じたり、ヒリヒリしたりすることがあります。この刺激感《しげきかん》は、塗《ぬ》っているうちになくなることが多く、保湿剤《ほしつざい》の上から塗《ぬ》れば和《やわ》らげることができます。

　赤みが治っても、表皮《ひょうひ》の中に炎症細胞《えんしょうさいぼう》が潜《ひそ》む「隠《かく》れ皮膚《ひふ》炎《えん》」という状態があります。「塗《ぬ》ったらよくなるが、薬をやめるとすぐにひどくなる」という場合、多くは隠《かく》れ皮膚《ひふ》

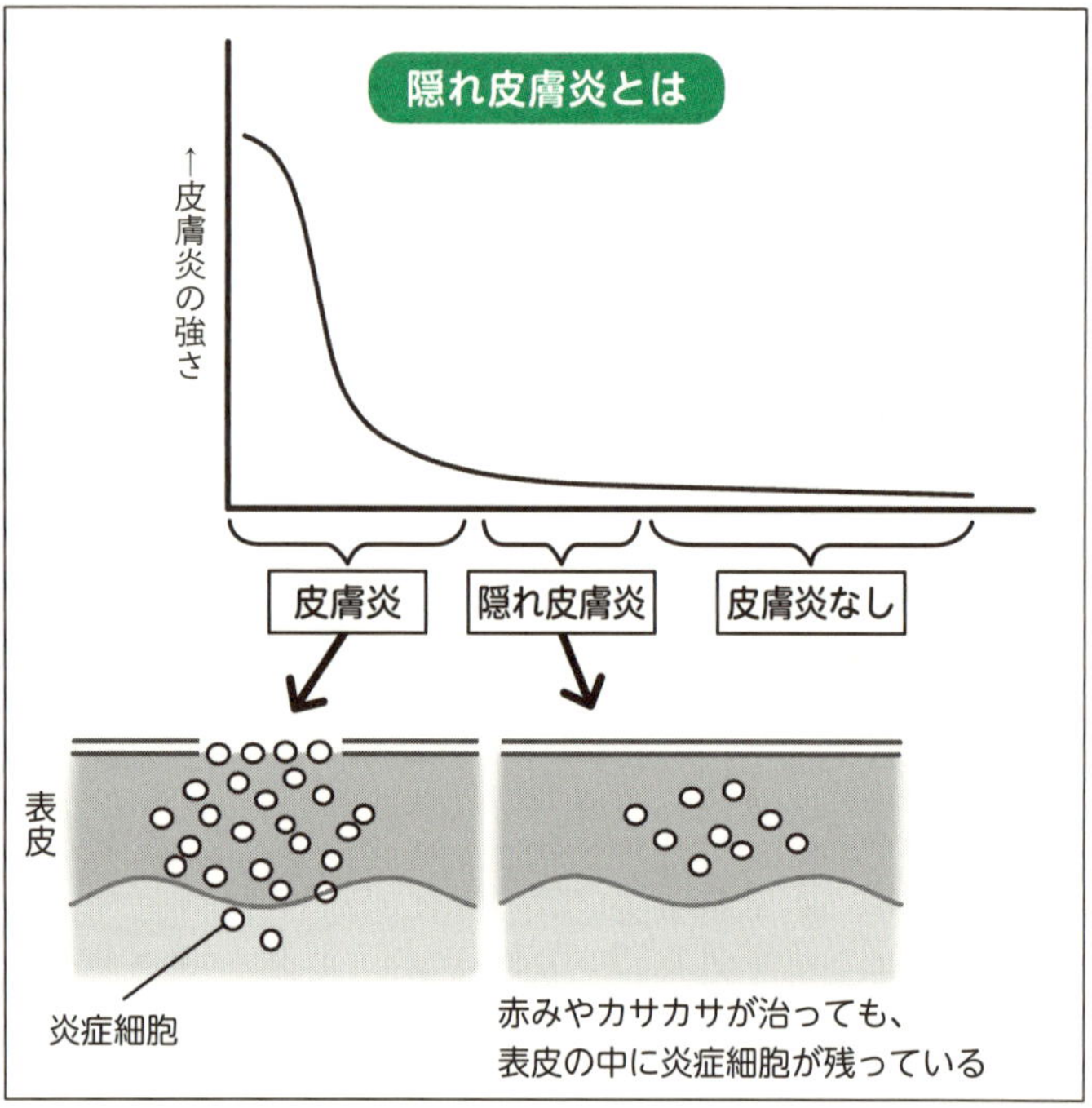

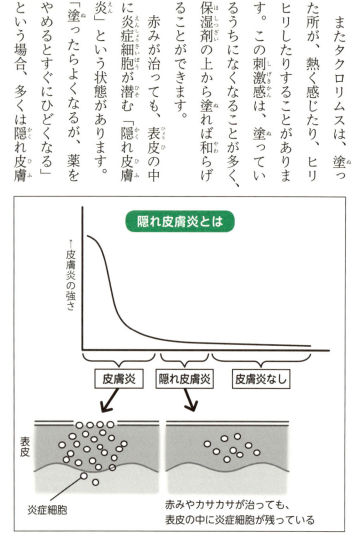

炎《えん》です。見た目が正常なため、薬を塗《ぬ》るのをためらってしまいますが、これもタクロリムスの出番です。隠《かく》れている炎症細胞《えんしょうさいぼう》を抑《おさ》えてくれますし、たとえ隠《かく》れ皮膚炎《ひふえん》がなくても害はあまりありません。

皮膚炎《ひふえん》と正常皮膚《せいじょうひふ》が混在している所に塗《ぬ》ってもいい。よくなったあと塗《ぬ》ってもいい。まるで「かけすぎても大丈夫《だいじょうぶ》」という便利な調味料みたいなものです。大胆《だいたん》、かつ、大雑把《おおざっぱ》に、使用してみましょう。タクロリムスが使いこなせたら、料理の幅《はば》、いや治《ち》療《りょう》の幅《はば》が広がりますよ。

コラム

パパに薬を塗ってもらおう

「おーい。子どもがまたかいてるぞ。こらっ、おまえもかくな」

アトピーっ子を育てるうえで無視できないのが父親の存在です。

戦力になってくれればいいのですが、「ふろでボリボリかいとったゾ」「かきむしってひじから血が出てるゾ」と責められ、「そんな報告するひまがあったら、薬塗《ぬ》ってくれればいいでしょ！」とキレることはありませんか。

どうすればパパが薬塗《ぬ》りを手伝ってくれるのでしょうか。

それには、男性脳の特徴《とくちょう》を知らなければなりません。

男性脳はオタク脳といわれ、没頭《ぼっとう》して何かを組み立てたり、集めたりする能力に秀《ひい》でています。職人、エンジニアの多くが男性であることがそれを示しています。

男性は、視覚に訴《うった》えましょう。まず、カラフルな塗《ぬ》り薬《ぐすり》を見せるのです。軟《なん》膏《こう》チューブは、多種の色彩《しきさい》で文字や模様が印刷されています。それがオタク脳を刺激《しげき》し、おもちゃを手にした少年時代をよみがえらせるのです。男の子は、「○○戦隊△△レンジャー」のフィギュアに興奮します。どれも同じ人形に見えますが、それぞれに名前があり、十や二十はすぐに覚えることができるのです。緑、青、赤、黄色の軟膏《なんこう》チューブが○○戦隊を彷彿《ほうふつ》とさせるのです。

軟膏《なんこう》チューブを見せると「何それ。見せて」と少年の目になります。薬の数は多いほど効果的です。女性に塗《ぬ》り薬《ぐすり》を処方する場合、多くて三種類です。それ以上出すと嫌《いや》がって塗《ぬ》ってくれません。その点、男性は大丈夫《だいじょうぶ》、二十種類のロボットを識別する能力がありますから。軟膏《なんこう》の六種類や七種類はへっちゃらです。

薬を見せたあとは、効果の強い順に説明してください。

「一番強いのが赤のアンテベート、その次が黄色のネリゾナ、その次が青のボアラ、いちばん弱いのが緑のアルメタ」

強い弱いは重要な要素です。女の子の遊びが人形をかわいがるのに対して、男の子は敵を倒《たお》すのが目的です。人形をなでたりしません。ぶつけたり、投げたりで、勝ち負けがあるのです。軟膏《なんこう》でアトピーという敵をやっつけるという構図が、男性脳にぴったりなのです。

「オー、治ってきた。こんな時はこっちの軟膏《なんこう》のほうがいいいな」

根が職人であり、オタクですから、絶対はまります。

パパがイクメンならぬ「塗《ぬ》りメン」（薬を塗《ぬ》ってくれる人）になってくれたら、うれしいですね。

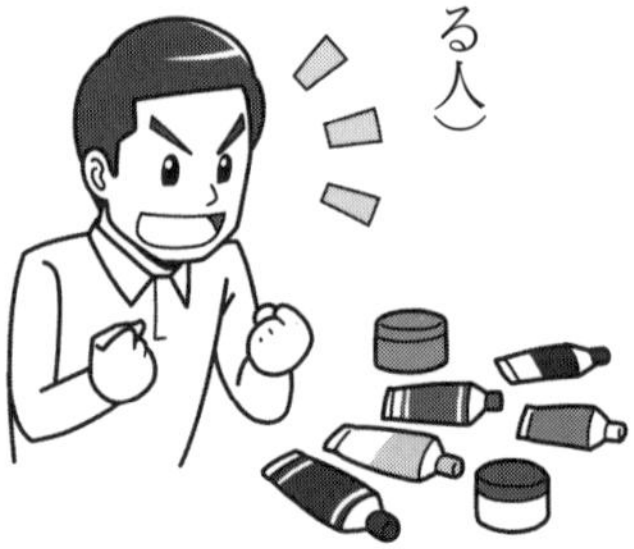

3章

治療のあれこれ

1

みんなの皮膚にすんでいるブドウ球菌の脅威

夏型アトピーには「1デイ2シャワー」

「夏と冬、どちらがアトピーひどいですか？」の問いに、「夏です」「冬です」「どちらもです」と、答えは三分されます。

夏ひどくなる夏型アトピーにお勧《すす》めなのが、１デイ2シャワー（一日二回のシャワー）です。

皮膚《ひふ》の表面にはさまざまな雑菌《ざっきん》がすんでいますが、アトピーの人はそうでない人と比べて何百倍も菌《きん》が増殖《ぞうしょく》しており、その多くは黄色《おうしょく》ブドウ球菌《きゅうきん》です。ブドウ球菌《きゅうきん》とは、ブドウの房《ふさ》のように増えていくことからネーミングされました。果物《くだもの》のブドウにいる菌《きん》ということではありません。

ブドウ球菌《きゅうきん》から放出される毒素が皮膚《ひふ》を刺激《しげき》し、角質《かくしつ》のバリアを壊《こわ》すのです。

ブドウ球菌《きゅうきん》は増殖《ぞうしょく》が速く、食べ物では三時間ほどで食中毒を起こす量に達します。

そのスピードを表した例え話があります。

タカシ君が夏休みの自由研究に浮草《うきくさ》を買ってきました。葉一枚一センチメートルほどの大きさの浮草《うきくさ》です。最初は洗面器で増やしていましたが、いっぱいになったため、裏山の大きなため池に浮《う》かべて観察することにしました。ため池は日光や栄養がじゅうぶんなので、一日で分裂《ぶんれつ》して倍になります。

タカシ君は八月一日から毎日、浮草《うきくさ》の観察日記をつけました。みるみる増えた浮草《うきくさ》は、一カ月後の八月三十日、ため池の半分を占《し》めるようになりました。

ここで問題です。浮草《うきくさ》が池いっぱいになるのは、何日後でしょうか。

正解は、浮草《うきくさ》が池を覆《おお》い尽《つ》くすのは八月三十一日。池半分に三十日かかりましたが、残り半分は一日で足りるのです。

ブドウ球菌《きゅうきん》の増殖力《ぞうしょくりょく》は浮草《うきくさ》の比ではありません。条件がそろえば二十分で細胞分裂《さいぼうぶんれつ》します。ブドウ球菌《きゅうきん》の直径は約一ミクロン（一ミリの千分の一）です。一個のブドウ球菌《きゅうきん》が二十分ごとに分裂《ぶんれつ》していくとどうなるか。一時間後に八個、二時間で六十四個になります。

なんだ、大したことないと思うかもしれませんが、ここからがすごいのです。六時間四十分で百万個になり、菌《きん》を一辺が一ミクロンの四角形に見立ててタイルを敷《し》きつめるように並べると、一ミリ四方の四角形になります。それでもたかが知れていると思うでしょうが、十一時間後には手のひらサイズになります。十三時間二十分後には一平方メートルとなり、子どもの皮膚《ひふ》全てを埋《う》めつくします。大人の皮膚《ひふ》を埋《う》めつくすのはいつかといいますと、その二十分後です。タカシ君が観察済みです。

朝と夕方、少しでも早く入浴してリセット

どんなによいことでも用語がなければ実践《じっせん》されませんし、広まりません。そこで作った和製英語のフレーズが「1デイ2シャワー」です。

夏は高温多湿《こうおんたしつ》で汗《あせ》が噴《ふ》き出《だ》し、細菌《さいきん》が増えるにはもってこいの状態です。夕方帰宅後、少しでも早く、二十分でも早く入浴（シャワー）しましょう。増殖《ぞうしょく》したブドウ球《きゅう》菌《きん》をリセットするのです。その後も菌《きん》は復活し始めますので、朝シャワーでリセットするのです。これが「1デイ2シャワー」です。せっけんを使うのは一回でいいです。

戦場のように忙《いそが》しい朝にシャワーをするのは至難の業《わざ》ですが、そんな時、うごめくブドウ球菌《きゅうきん》を想像してください。タカシ君の浮草《うきくさ》を思い起こしてください。

小学一年生〜中学二年生のアトピー性皮膚炎《せいひふえん》の生徒を対象とし、学校で二週間シャワー浴を実施《じっし》した人と、しなかった人とを比較《ひかく》したところ、アトピーの改善に差があったという報告があります。

「1デイ2シャワー」を勧《すす》めたところ、ある親御《おやご》さんは、「うちの子は2デイ1シャワーです。はっはっは」と豪快《ごうかい》でした。二日間放置されたブドウ球菌《きゅうきん》が果たしてどんな状態になっているのか……。

私もタカシ君も、その答えを知りません。

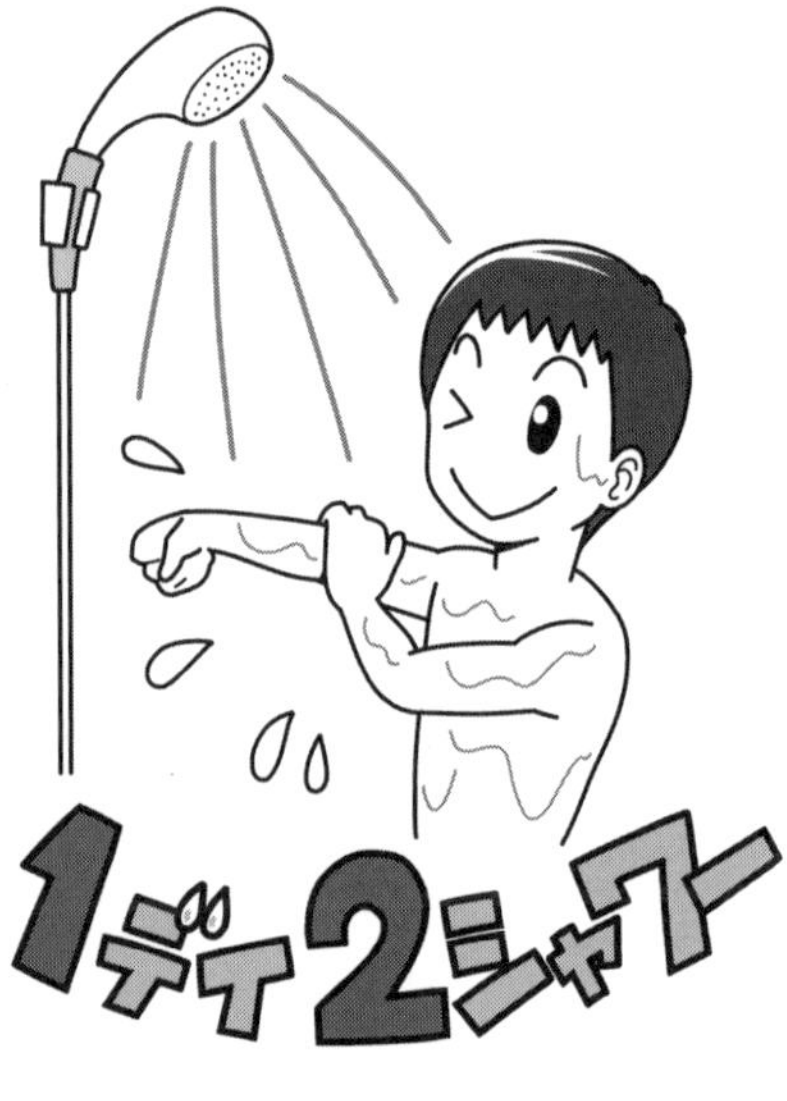

2

強さが同じでも効きめが違う

塗り薬には相性があります

ステロイド外用剤《がいようざい》は強さによってランク分けがされています。厳密には五ランクあるのですが、いちばん弱い物はあまり使われていません。強い順に四段階で示します。

【1群】デルモベート、ジフラール、ダイアコートなど

【2群】フルメタ、アンテベート、トプシム、リンデロンDP、マイザー、ビスダーム、ネリゾナ、パンデルなど

【3群】エクラー、メサデルム、ボアラ、リンデロンV、フルコートなど

【4群】リドメックス、レダコート、アルメタ、キンダベート、ロコイドなど

3群の薬が効かない場合、2群へのランクアップを考えます。

しかし、「ちょっと待った！」です。同じランクの薬なのに、効果が違《ちが》うことを経験します。極端《きょくたん》な場合、弱いランクの薬のほうが効くことさえあります。相性《あいしょう》だと思います。合う合わないがあるのです。

相性《あいしょう》を調べるには、強さの同じ薬を体の左右で塗《ぬ》り比《くら》べをしてみましょう。体の右半分と左半分に違《ちが》う薬を一、二週間塗《ぬ》るのです。左右に差が出てきたら、効いているほうの薬が合っているのです。

相性を調べる方法

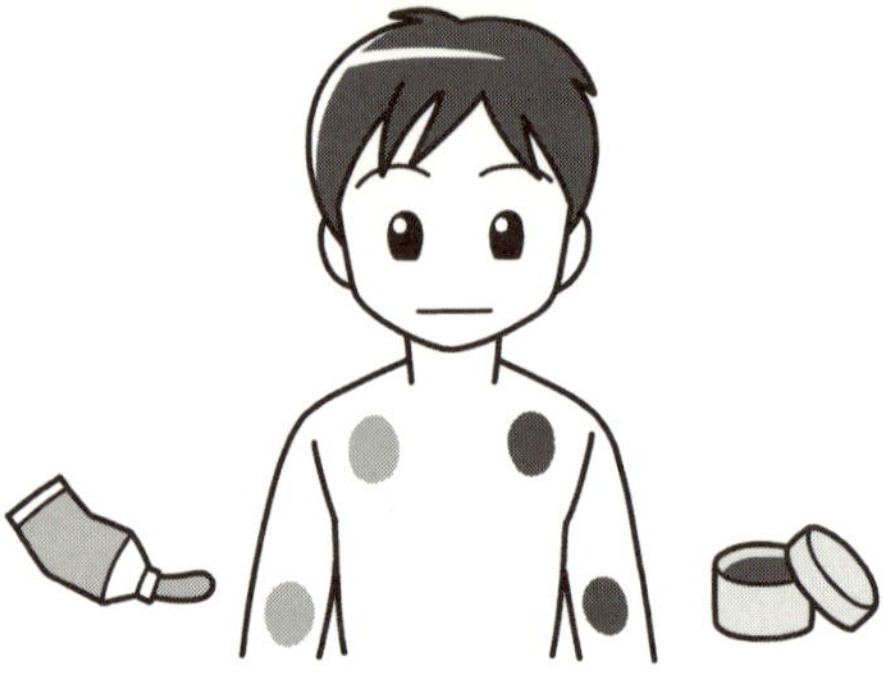

強さの同じ薬を、体の左右で塗《ぬ》り比《くら》べてみましょう。

強い薬に替《か》える前に、試してみるのもいいですね。

保湿剤《ほしつざい》には強弱のランクはありませんが、好みや相性《あいしょう》があります。病院では次の三つがよく使われています。

保湿剤《ほしつざい》も同様のことがいえます。

・ワセリン（商品名プロペトなど）……べたべたしている

・ヘパリン類似物質《るいじぶっしつ》（商品名ヒルドイドなど）……べたつかない

・尿素《にょうそ》クリーム（商品名ウレパール、ケラチナミン）……べたつかない。顔に塗《ぬ》ると

ヒリヒリすることがある

べたつくのは嫌《いや》という人もいれば、べたつくワセリンのほうがしっとりしていいという人もあります。夏はヒルドイド、冬はワセリンと使い分けている人もいます。

塗《ぬ》り比《くら》べてみて、自分に合った保湿剤《ほしつざい》を見つけましょう。

コラム

ジェネリックと先発品の違い

「ジェネリック医薬品」という言葉を耳にしたことはありませんか？　大物俳優や有名落語家の広告も印象的です。

ジェネリック医薬品は後発医薬品《こうはついやくひん》ともいい、新薬（先発医薬品《せんぱついやくひん》）の特許が切れた後に別の会社で作られた薬のことです。主成分は同じですが価格が安いのが特徴《とくちょう》です。

処方箋《しょほうせん》取《と》り扱《あつか》い薬局《やっきょく》で「ジェネリック医薬品」を勧《すす》められ、困惑《こんわく》したことはないでしょうか。「主成分が同じで価格が安い」と聞くと、よいように思いますが、落とし穴があります。

確かに「主成分」は同じですが、それ以外の成分や製法は異なります。大胆《だいたん》に例えますと、そうめん、冷や麦、うどんほどの違《ちが》いがあるのです。いずれも主成分は小麦ですよね。この三品は別の食べ物ですよね。レストランでそうめんを注文したら、「うどんでもいいですか?」と言う店はありません。しかし、薬局では変更《へんこう》の希望が問われることがあります。

肝心《かんじん》な薬の効きめはどうか。先発医薬品《せんぱついやくひん》との効果の違《ちが》いを実感する医者が多いと思います。

ジェネリック医薬品は一つとは限らず、複数の会社から数種類発売されている物もあり、製品によっては効果がかなり異なることがあります。そうめんとラーメンほどの違《ちが》いとでもいいましょうか。だからといってジェネリック医薬品は粗悪品《そあくひん》ということではありません。先発品より吸収率がよい物もあります。医療費削減《いりょうひさくげん》のためにも、ジェネリック医薬品は必要なのでしょう。

結論ですが、ジェネリック医薬品は「是《ぜ》」か「非」か。漢字一文字でいうなら「異」です。先発品と「異」なる薬です。そうめん、冷や麦、うどんがそれぞれ異なるように。

3

二千年の経験の集大成
漢方薬の上手な使い方

漢方薬にどんなイメージを持っていますか。

「中国二千年の歴史」「体質改善」「すぐには効かない」「副作用が少ない」などでしょうか。

私の漢方薬に対する印象を一言でいいますと、「困った時の漢方薬」です。語弊《ごへい》があるかもしれませんが、「意外性のある補欠」です。レギュラー選手は西洋薬ですが、ここぞという時に代打で出てきて、時にはヒットを、まれにホームランを打つ。そんな陰《かげ》の名選手が漢方薬です。

西洋薬は病名に対して薬が決まりますが、漢方薬は「証《しょう》」によって薬が決定されます。

証《しょう》とは何か。証《しょう》に近い言葉は体質ですが、簡単にいいますと「偏《かたよ》り」のことです。この人の体はどちらに偏《かたよ》っているのか。それが「証《しょう》」であり、その崩《くず》れた体のバランスを是正《ぜせい》するのが漢方薬です。

例えば寒《かん》・熱《ねつ》や乾燥《かんそう》・湿潤《しつじゅん》です。体が冷えて「寒《かん》」の状態になっていたら、温める漢方薬が選ばれます。皮膚《ひふ》が乾燥《かんそう》していたら潤《うるお》す薬が適応になります。体に余っているものは取り除き、足りないものを与《あた》える。それが漢方の考え方です。

西洋医学の診断《しんだん》は○○病という病名ですが、漢方では「気《き》と血《けつ》が不足していて、水《すい》が余っている」と診断《しんだん》します。

アトピーといっても、AさんとBさんの漢方薬は同じとは限りません。一方、同じ人が、アトピーでかかった時とニキビでかかった時、もらう漢方薬が同じということもありうるのです。

漢方薬を試す時の三つの心得

① 西洋薬と併用する

漢方薬は西洋薬との併用《へいよう》が原則です。「脱《だっ》ステロイドをして、漢方薬に賭《か》けています」というのはいただけません。ダメもとの精神（ダメでもともと、治れば不思議）でいいのです。

西洋薬は科学技術の集積ですが、漢方薬は二千年の「経験の集積」です。漢方薬は数種類の生薬が配合されていますが、どの生薬をどの割合で混ぜるか、二千年の試行《しこう》錯誤《さくご》が集大成されています。和洋折衷《わようせっちゅう》、東洋と西洋の医学が力を合わせれば、鬼《おに》に金棒です。

② 漢方医、漢方薬を信じる

漢方薬は、医者によって異なります。西洋薬の場合、日本中、どこの病院に行ってもだいたい同じ薬でしょう。漢方薬の場合、三軒《さんけん》回れば皆違《みなちが》う薬かもしれません。

「この漢方薬でアトピーが治った！」という体験談をもとに、「○○という漢方薬を下さい」と受診《じゅしん》しても、別の薬が出ることが多々あります。患者《かんじゃ》の証《しょう》も異なりますし、医師の見立てに差があるからです。希望した薬がもらえなくても、その医者を信じてのんでください。

また、効能書きを読むと大抵《たいてい》の場合、症状《しょうじょう》と合っていません。男性なのに「月経不順、更年《こうねん》期《き》障害《しょうがい》」と書いてあると、医者の見立てを疑いたくなります。漢方薬は効能が多すぎて書き切れないため、代表的な効能だけが書いてあるのです。もらった漢方薬を信じてのみましょう。

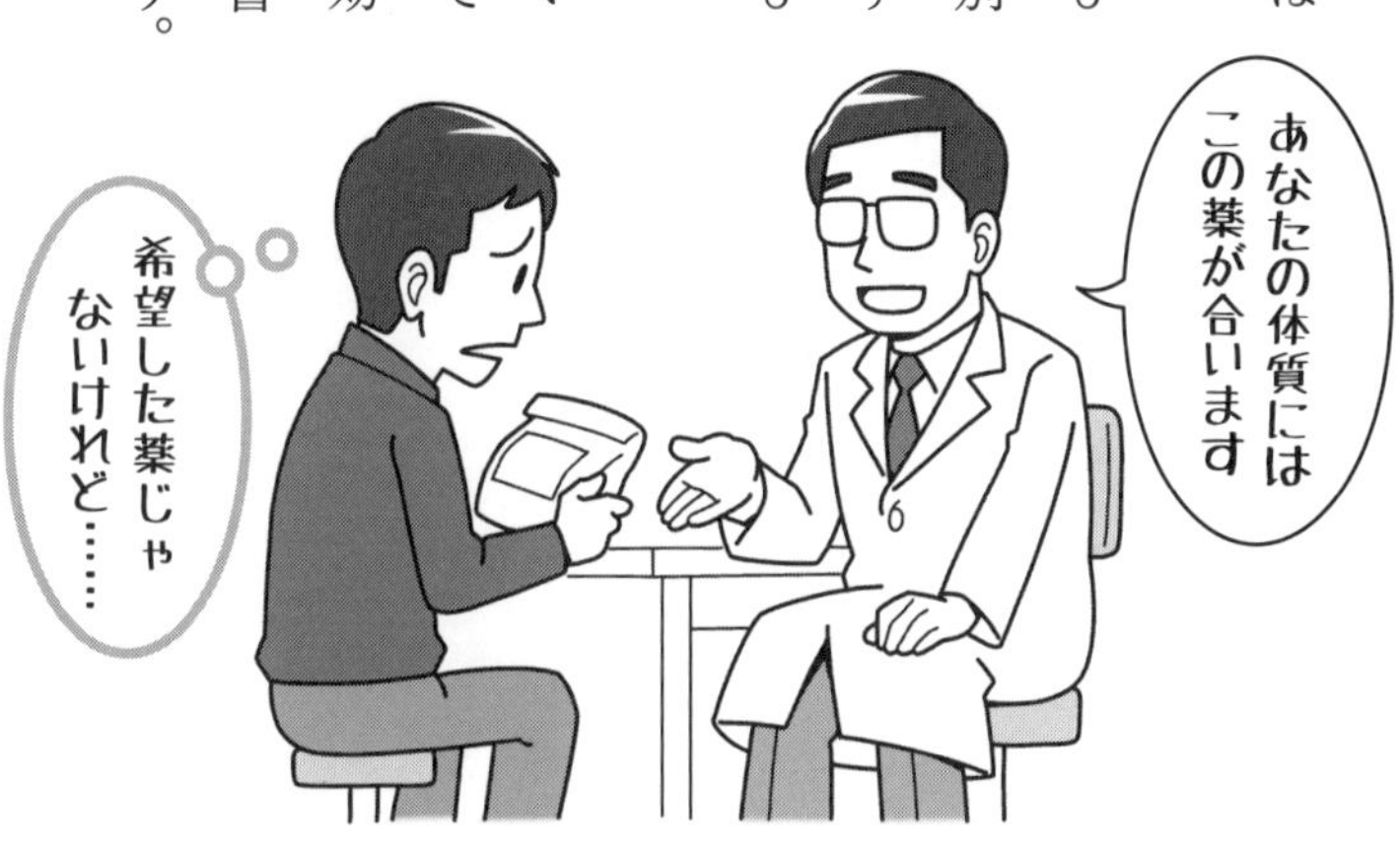
あなたの体質にはこの薬が合います
希望した薬じゃないけれど……

③ よい変化があれば続ける

まず二〜四週間のんでみます。少しでもよい変化があれば続けましょう。アトピーは治らなくとも、少し元気になったという変化でもいいのです。西洋薬は一つの病気にしか効きませんが、漢方薬はいろいろな不都合が改善することがあるのです。二〜四週間のんでみて、変化がなければ薬を変更《へんこう》しましょう。

漢方薬は、今通《かよ》っている皮膚科《ひふか》でもらうのがベストです。漢方薬を試してみたい旨《むね》を相談してみてください。薬局で買う場合は健康保険がききませんので割高になります。

漢方薬は、カギとカギ穴に例えられます。カギが漢方薬で、カギ穴が病人です。その人にドンピシャ合えば驚《おどろ》く効果を上げます。よい漢方薬と出会い、治療《ちりょう》の扉《とびら》が開かれることを切に念じております。

4

玉石混交。試してもいい民間療法の見分け方三つ

薬を塗《ぬ》っているのに思うように治らない。そんな時、インターネットなどを用いて新たなる治療《ちりょう》を模索《もさく》するのではないでしょうか。

「溺《おぼ》れる者は、ワラをもつかむ」ならぬ、「溺《おぼ》れる者は、マウスをつかむ」です。

「驚異的《きょういてき》な治療法《ちりょうほう》！」「九十日で体質改善！」「ステロイドから解放された理由を、知りたくないですか！」

頼《たの》もしい文字が躍《おど》っており、つい、クリックしたくなります。

健康食品、化粧品《けしょうひん》、せっけん・シャンプー、温泉、入浴剤《にゅうよくざい》、水治療《みずちりょう》、防ダニグッズ、

エステなど。ネット情報は玉石混交が常です。その中で、試してよいもの、試さないほうがよいものの見分け方があります。ポイントは三つです。

(1) 体にいいものは皮膚にもいい

アトピー性皮膚炎《せいひふえん》に限らず、体によいと広く認められているものは、試す価値があります。いくつか挙げてみましょう。

◎無農薬・有機栽培《ゆうきさいばい》の野菜……農薬の害は無視できません。
少しでも自然な物を食べたいですね。

◎エゴマ油、亜麻仁油《あまにゆ》……オメガ3系の油であり、
血管の老化防止になります。

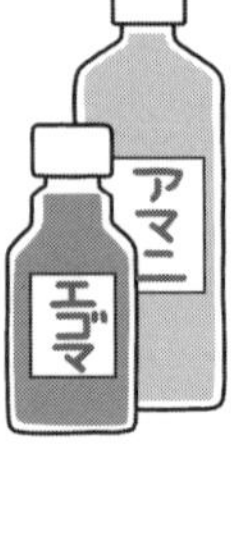

◎**乳酸菌製品《にゅうさんきんせいひん》**……腸内細菌《ちょうないさいきん》が健康に大きな影響《えいきょう》を与《あた》えていることが叫《さけ》ばれています。ヨーグルトや乳酸菌《にゅうさんきん》サプリメントなどで、善玉の腸内細菌《ちょうないさいきん》を増やすことができます。アトピーへの効果は一定しませんが、お通じはよくなりそうです。

◎**浄水器《じょうすいき》**……水道水の有害物質を取り除くことができます。

◎**水素水**……抗酸化《こうさんか》、抗老化効果《こうろうかこうか》があります。

◎**化粧品《けしょうひん》・せっけん**……添加物《てんかぶつ》の少ない物がいいでしょう。

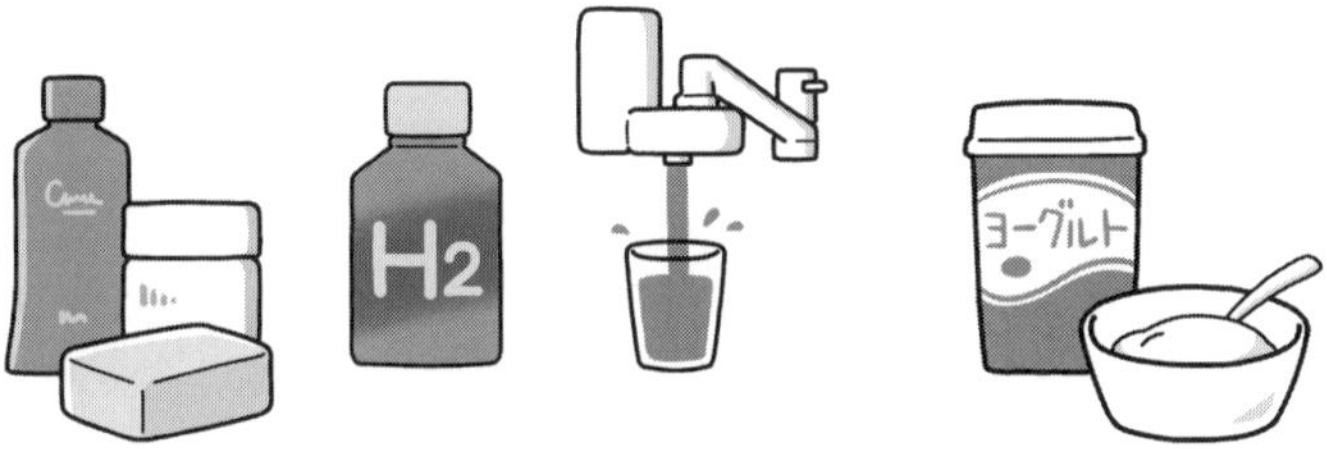

◎防《ぼう》ダニ布団《ぶとん》……目の細かいシーツで、布団《ふとん》にいるダニをシャットアウトできます。

◎温泉、アロマテラピー……「いい湯だな～」「いいにおい～」。リラックス効果で、ストレス解消になるでしょう。

◎糖質制限食、プチ断食《だんじき》……正しいやり方でやれば、健康効果あり。

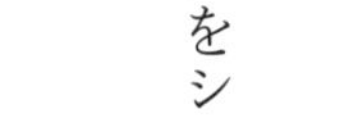

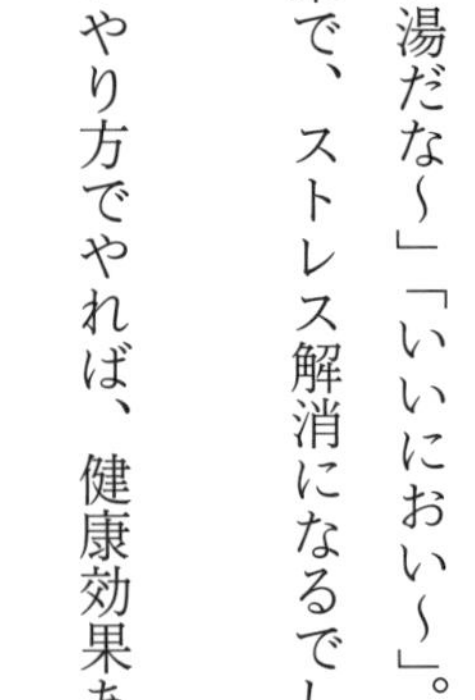

健康によいものの一番は運動です。その次は食事。そして睡眠《すいみん》です。皮膚《ひふ》も体の一部ですから、体によいことが、皮膚《ひふ》に悪いわけがありません。

近年は、テレビ、雑誌、インターネットに、健康情報があふれています。上手《じょうず》に利用すれば、健康へのモチベーションがアップします。アトピーがきっかけで、「健康おたく」になった人もあります。

(2) 費用対効果を考えて

どんなによいと思えるものでも、効果に見合った費用かどうかを考えなければなりません。

五百円のTシャツも、人気タレントのサインがあると、数千円で売れます。これを付加価値といいます。ビジネスの基本は、いかに付加価値を盛《も》り込《こ》むかにあります。「コンテンツ・マーケティング」という言葉を聞いたことがありますか。ネットなどで、ためになるコンテンツ（読み物、動画）を発信し、読者を魅了《みりょう》し、買ってもらう手法をいいます。今日《こんにち》、私たちが入手しているお得情報の多くは、コンテンツ・マーケティングによるものです。

化粧品《けしょうひん》を例にとってみましょう。皮膚《ひふ》の構造、化粧《けしょう》の種類、肌《はだ》に合った選び方、若く見せる化粧《けしょう》のしかた、陥《おちい》りやすい落とし穴、化粧《けしょう》の害など、何回かのシリーズで、化粧《けしょう》についての情報を発信し、そして随所《ずいしょ》で商品を勧《すす》める。これがコンテンツ・マーケティングです。

マーケティング（販売活動《はんばいかつどう》）を悪いとは思いませんし、よいコンテンツ（情報）が有益であることは言をまちません。問題は、その商品に価格に見合う効果があるかどうかです。コンテンツ・マーケティングは、「まず商品ありき」です。それからその商品にまつわるお得情報を集めます。悪くいえば、商品に都合のよい情報だけを切《き》り貼《ば》りしているのです。これは医療《いりょう》と正反対の流れです。

「この化粧《けしょう》　キレイだったの　写真では」

キレイなモデルさんが映っているウェブサイトの化粧品《けしょうひん》を使って、こんなはずでは……と落胆《らくたん》したことはありませんか。ホームページがしっかりしていることと、商品の品質がしっかりしていることとは、必ずしも一致《いっち》しません。一流メーカーのデータ偽装《ぎそう》が取《と》り沙汰《ざた》されている昨今ですから、聞いたこともない会社は疑ってかかる用心が必要です。

アトピー性皮膚炎《せいひふえん》について詳《くわ》しく書いてあると、その後に紹介《しょうかい》される商品までもが良品に思えてきます。「治った！」という体験談が載《の》っていると、なおさらのこと。「溺《おぼ》れる者はワラをもつかむ」の心理を、逆手にとったアトピービジネスもありますので、要注意です。ほれ込《こ》んでしまうと、値段の感覚がマヒしてしまいます。それどころか、「高いから効く」とさえ思えてきます。

砂漠《さばく》では一リットルの水が一万円で売れるでしょう。新しい治療《ちりょう》を試す前に、その「水」は高すぎないか、立ち止まって考えましょう。変なものをつかんだら、苦労が「水の泡《あわ》」になってしまいますからね。

(3) 残り物にはワケがある

テレビで大きく取り上げられたものは、試してもよいでしょう。

変なものを放送すると、テレビ局も、苦情の対応に追われます。放送に際しては、専門家と相談して、慎重《しんちょう》にオンエアを決めていると思われます。番組スタッフも、よい題材を鵜《う》の目鷹《たか》の目で探しています。これはと思ったものから取り上げています。いつまでたっても、ネットの片隅《かたすみ》でしか見かけない、取り残されたものには、何か理由があるのです。

民間療法《みんかんりょうほう》の多くは、これをのめば（食べれば）、これを塗《ぬ》れば治るというものです。世界中の科学者と製薬会社が、英知を結集し、資本を投じて開発した「のむ物」「塗《ぬ》る物」が、病院で使われている「のみ薬」「塗《ぬ》り薬《ぐすり》」です。中には、民間療法《みんかんりょうほう》にヒントを得た物もあるでしょう。本当に効くものなら、大きな力によって引き上げられ、治療《ちりょう》の第一線で用いられるようになります。

タクロリムス軟膏《なんこう》は、発売後間もなく、治療現場《ちりょうげんば》で使われるようになり、日本皮膚《にほんひふ》科学会《かがっかい》のガイドラインで、ステロイド外用剤《がいようざい》と並んでA評価を得ました。未《いま》だに、民間療法《みんかんりょうほう》の地位に甘《あま》んじているものには、理由があるのです。

「残り物には福がある」ではなく、「残り物には理由《わけ》がある」のです。

以上が民間療法《みんかんりょうほう》を試す時の三つのポイントです。とはいえ、決して民間療法《みんかんりょうほう》を推奨《すいしょう》しているのではありません。前述の点に注意すれば、「試してもよい」ということです。もちろん、「試さなくてもよい」のです。

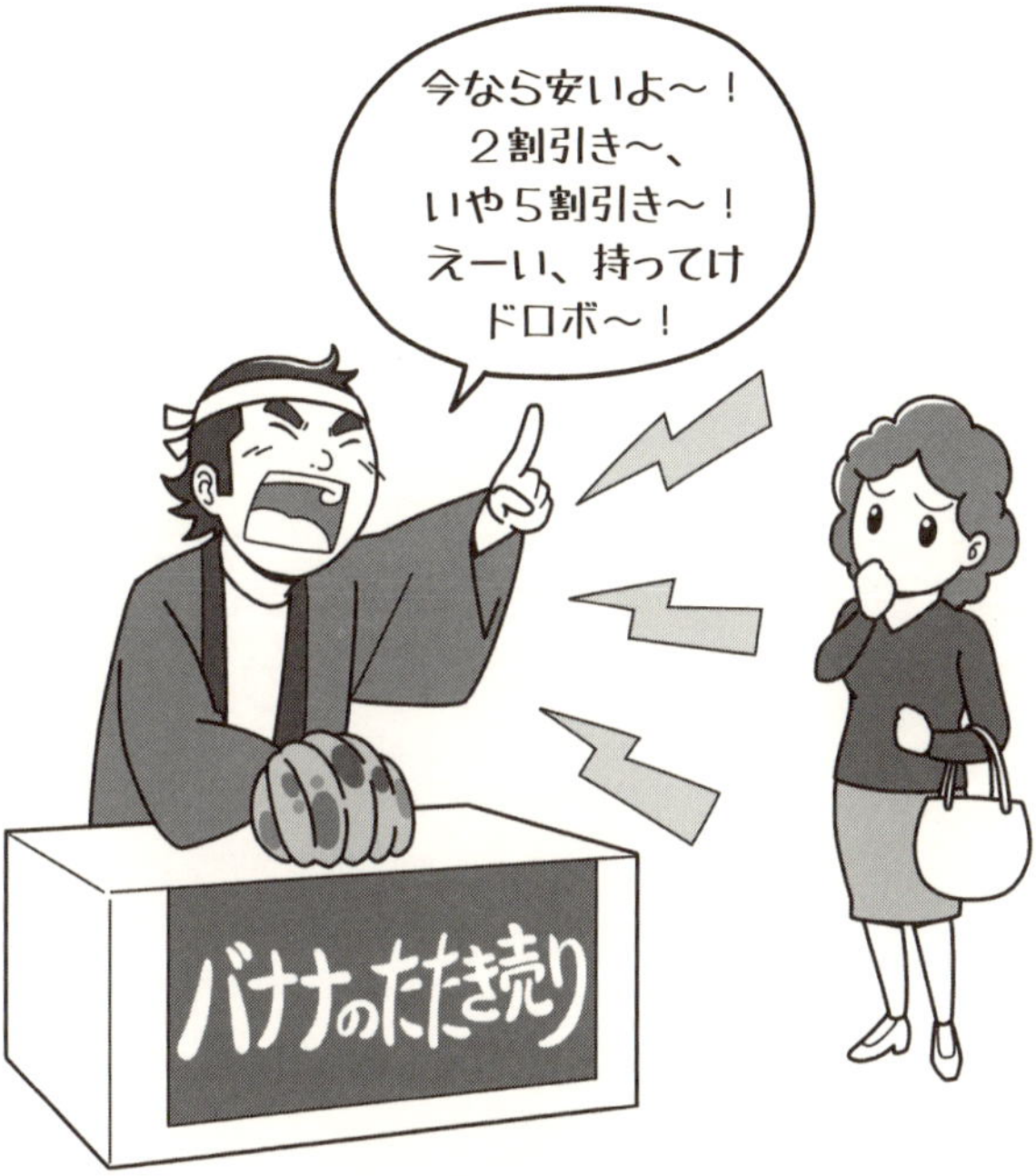
今なら安いよ～！
２割引き～、
いや５割引き～！
えーい、持ってけ
ドロボ～！
バナナのたたき売り

残り物にはワケがある

5

症状の悪化を防ぐ、凄ワザ、裏ワザ、隠しワザ

アトピー治療《ちりょう》の大きな柱の一つは、塗《ぬ》り薬《ぐすり》、のみ薬、保湿剤《ほしつざい》などの治療《ちりょう》です。もう一つの大きな柱が悪化因子《あっかいんし》の排除《はいじょ》です。アトピーをひどくしている要因、治るのを妨《さまた》げていることを見つけて、それを取り除くことが大切です。

皆《みな》さんいろいろな工夫をしていて、中には「凄《すご》ワザ」「裏ワザ」「隠《かく》しワザ」と思えるものもあります。そのいくつかを紹介《しょうかい》いたします。

◆お菓子、パンをやめる

アトピー歴三十年、五十代女性です。全身が皮膚炎《ひふえん》で真《ま》っ赤《か》になり、入院治療《にゅういんちりょう》が必要なくらいでした。生《お》い立《た》ち、日常生活を詳《くわ》しく聞いてみると、事情が分かりました。

厳しい家庭で育てられた彼女は、お菓子類《かしるい》を一切食べることがありませんでした。二十歳で独り暮らしをするようになり、お菓子《かし》やパンを食べるようになりました。「この世に、こんなおいしい物があったのか」と感動を覚え、今までの分を取り返さんばかりに、食べるようになりました。その後、お菓子《かし》は体に悪いから、と控《ひか》えるようになりましたが、パンはやめられませんでした。無類のパン好きになった彼女は、結婚《けっこん》してからも、主人や子どもに食事を作るかたわら、自らはパンをかじっていました。

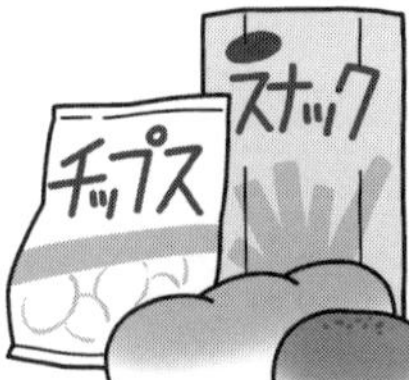

パンが中心の食事には、問題があると思います。小麦の害もいわれている一方、パンに使われるショートニングが悪いとされています。また、菓子《かし》パンに大量に使われ

ている砂糖も無視できません。

パンを控《ひか》えるよう話をしたところ、泣く泣く承知した様子でした。その一週間後、「かゆみがなくなりました」の、笑顔《えがお》の彼女がありました。パンをやめて三日くらいして、かゆみが治まり、すねのブツブツも治ってきたそうです。

「やっぱりパンだったのですね。やめてよかったです」と喜びを語っていました。

パンが絶対にダメというわけではありませんが、ほどほどが望ましいと思います。

◆トマト、カボチャでかゆみが止まった

アトピー歴十数年の十八歳男性。「野菜は体によいはず」といろいろ食べてみたところ、トマトやカボチャを食べると、すぐにかゆみが止まるとのこと。「薬よりもよく効く」「どうして誰《だれ》も、このことを教えてくれなかったのだろう」と熱弁されます。

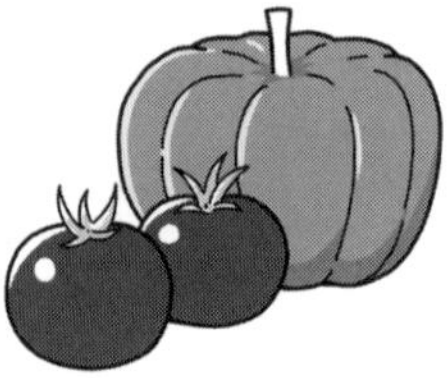

トマトやカボチャは緑黄色野菜の代表格で、βカロテンをはじめ、多種多様のビタミンが豊富に含《ふく》まれています。なぜ、食べてすぐにかゆみが止まるのか不思議ですが、食事で病気を治すことは、治療《ちりょう》の正道だと思います。

◆二階のベッドで寝る

三十代の女性。通常の治療《ちりょう》ではよくならず、免疫抑制剤《めんえきよくせいざい》という強いのみ薬を使っても、一時的にしかよくなりません。

検査で、イヌのアレルギー値が高かったので尋《たず》ねてみると、室内犬を飼っているとのことでした。かわいい愛犬を捨てるわけにもいかず、途方《とほう》に暮れていました。

ある日、彼女が「こんなにキレイになりました」と来院しました。それまで、イヌを飼っている一階の部屋《へや》の隣《となり》が寝室《しんしつ》で、そこに布団《ふとん》を敷《し》いて寝《ね》ていたそうです。ところが、二階の部屋《へや》を寝室《しんしつ》にして、ベッドで寝《ね》るようになってから、かゆみと皮膚炎《ひふえん》が

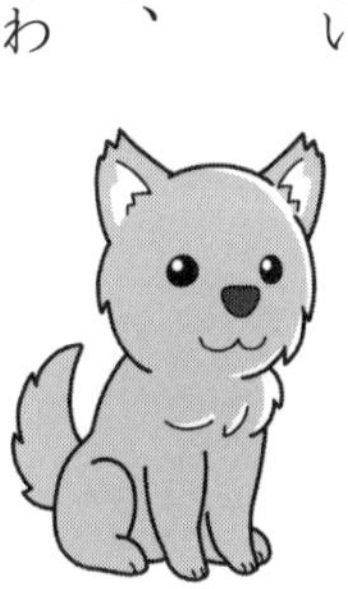

治まってきたそうです。ちょっとした工夫でよくなった例です。

◆深層水のプール・ふろに入る

七歳の男の子で、特に顔のアトピーがひどく、ジクジクと汁《しる》が出ている状態でした。

学校の休みを利用して、深層水のプールに何回か入りました。深層水とは、深海（深さ二百メートル以上）の水のことで、キレイでミネラルを豊富に含《ふく》んでいるといわれています。この男の子は、深層水を使ったプール施設《しせつ》を利用したところ、顔の汁《しる》は出なくなり、すべすべになってきました。プールに入るのをやめたら、元の状態に戻《もど》ってしまいましたが、その後、深層水を自宅のふろに入れると、少し調子がよいとのことです。深層水のアトピー性皮膚炎《せいひふえん》への効果は不明ですが、この男の子の場合、よい方向に働いているようです。

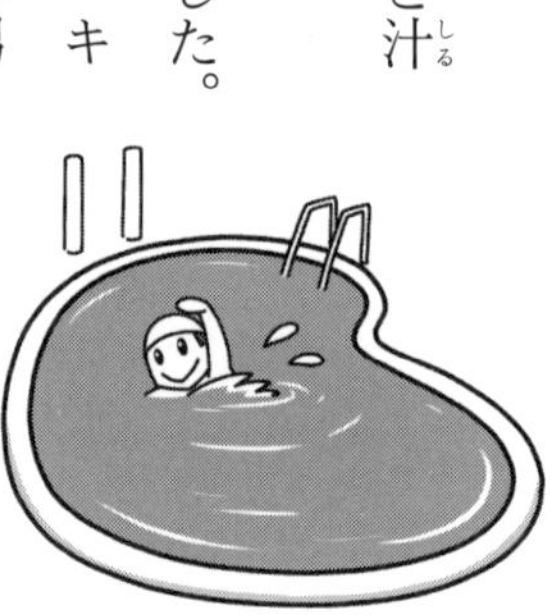

◆岩盤浴で発汗

五十代の女性です。急に皮膚炎《ひふえん》がひどくなり、特に顔が真《ま》っ赤《か》で、がさがさになりました。汗《あせ》が出にくくなっていることに気づいた彼女は、岩盤浴《がんばんよく》を試してみました。

友達《ともだち》はすぐにだらだら汗《あせ》が出るのに対して、彼女の場合、汗《あせ》が出るまで十分以上かかりました。その後、じわじわと汗《あせ》をかくようになったそうです。後日、「顔がつるつるになりました」と喜び来院されました。

アトピー性皮膚炎《せいひふえん》では、発汗《はっかん》が低下することがあります。汗《あせ》の量が減ると皮膚《ひふ》は乾《かん》燥《そう》します。岩盤浴《がんばんよく》で汗《あせ》の出やすい肌状態《はだじょうたい》になり、乾燥肌《かんそうはだ》と皮膚炎《ひふえん》が軽快したのではないかと思います。岩盤浴《がんばんよく》はいいかもしれません。ただ、サウナは暑すぎてかゆみが増すため、お勧《すす》めできません。

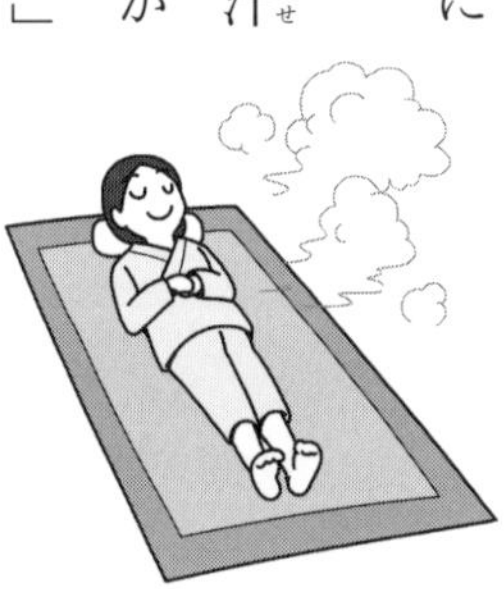

◆沖縄の海で海水浴

前述の男の子です。沖縄《おきなわ》旅行に行って、海に入っていたら皮《ひ》膚《ふ》炎《えん》がよくなってきたそうです。海水が効いたのか、沖縄《おきなわ》の解放感によるものなのかはハッキリとは分かりません。

◆温泉に入る

三十代の女性談。小児期《しょうにき》からのアトピーで、ステロイドを塗《ぬ》ってもあまりよくならず、悩《なや》まされていました。二十歳の頃《ころ》、地元では有名な、○○の湯という温泉に通《かよ》っていたら、治ってしまいました。その後、再発はないとのことです。

温泉療法《おんせんりょうほう》、海水療法《かいすいりょうほう》は、昔からある民間療法《みんかんりょうほう》です。それでアトピー性皮膚炎《せいひふえん》が治るとは限りませんが、中には掘《ほ》り出《だ》し物《もの》があるかもしれません。

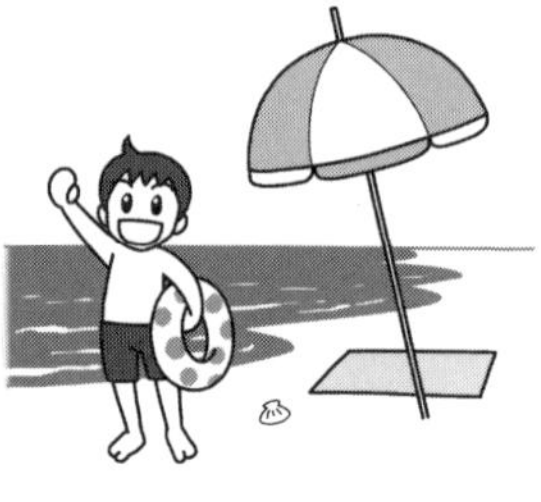

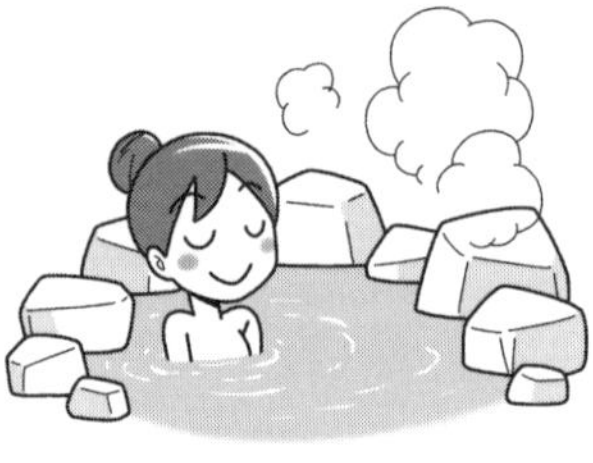

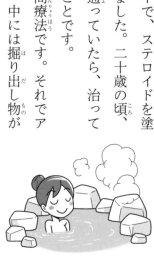

◆入院すると治る

小児期《しょうにき》よりアトピー性皮膚炎《せいひふえん》で、入院と退院を繰《く》り返《かえ》してきた十八歳の女性。

全身が真《ま》っ赤《か》になり、入院すると、二週間でキレイになります。退院するとまたじわじわと皮膚炎《ひふえん》がひどくなってきます。塗《ぬ》っている薬の種類は同じですが、薬の使用量が異なり、入院中は三倍の量を使った計算です。

入院でよくなる理由は、ハウスダストなどの環境《かんきょう》から離《はな》れることと、しっかり薬が塗《ぬ》れることが考えられます。

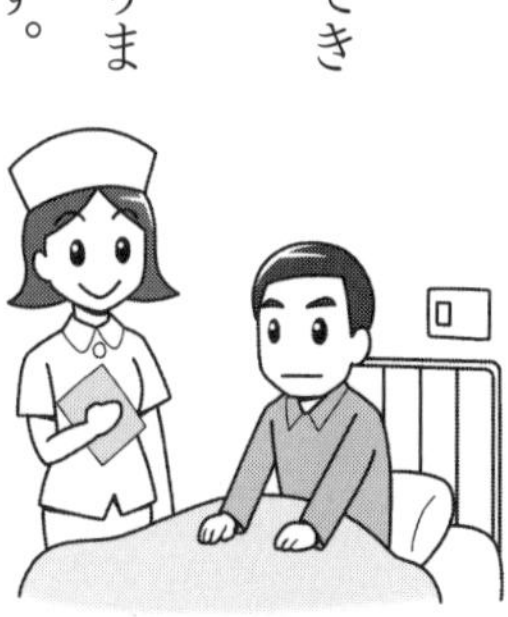

◆仕事をやめる

薬を塗《ぬ》っても塗《ぬ》ってもよくならない、三十代の女性です。診察《しんさつ》のたびに「仕事がつらい」「疲《つか》れが取れない」が口癖《くちぐせ》でした。意を決して仕事をやめたところ、アトピーはすっかりよくなりました。ストレスや過労が、悪化の原因だったと思われます。

◆保湿クリームをたっぷり塗る

四十代男性。かゆくなったら、保湿《ほしつ》クリームをたっぷりつけます。気分はナメクジですが、三十分くらいでかゆみが治まってきます。

病院では、一度にもらえる薬の量に制限があります。足りない場合は、市販《しはん》の保湿《ほしつ》クリームで代替《だいが》えしましょう。手で押《お》して出すポンプ式の製品が、手軽に塗《ぬ》れて好評です。

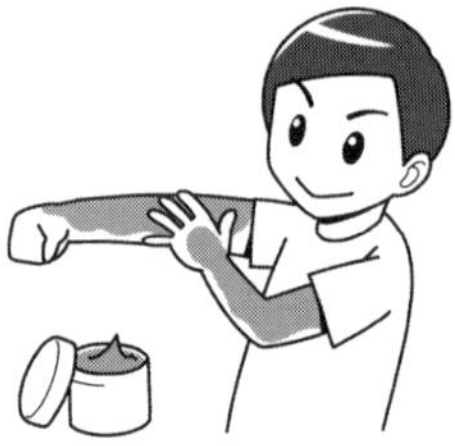

◆水のシャワーを浴びる

入浴後に無性《むしょう》にかゆくなる三十代男性。水のシャワーで、体を冷やして出ると、かゆくないそうです。顔がかゆくなったら、冷たい水で洗顔をすると治まります。

◆その他

かゆい時の工夫として、「水筒《すいとう》に氷を入れて持ち歩き、氷をなめると体が冷えてかゆみが治まる」「タオルで優しくなでるとかゆみが治まる」「保冷剤《ほれいざい》で首や脇《わき》を冷やすと、かゆみが治まり眠《ねむ》れるようになる」などがあります。

夏にアトピーがひどくなる人は、汗《あせ》が悪化要因です。帰宅直後に汗《あせ》を流し、朝もシャワーで汗《あせ》を流す。1デイ2シャワーがオススメです。

冬にひどくなる人は、乾燥《かんそう》が要因です。保湿《ほしつ》を心掛《こころが》けましょう。

また、悪化要因として、「ラーメンを食べると体がかゆくなる」「お酒を飲むと、体が熱くなりかゆくなる」「コンタクトレンズをするとかゆくなる」という話も聞かれました。

シャツのタグや縫《ぬ》い目《め》がチクチクするからと、シャツを裏返しに着ている人もあります。これが本当の「裏」ワザではないでしょうか。

6

アトピーの人がなりやすい目の病気
年に一度は眼科で検査を

顔のアトピーがひどいと、目の病気になることがあります。中でも注意が必要なのは白内障《はくないしょう》と網膜剥離《もうまくはくり》です。

白内障《はくないしょう》は、目のレンズが白く濁《にご》る病気をいいます。誰《だれ》しも年を重ねるにしたがって、程度の差はありますが、白内障《はくないしょう》になります。

「ワシの目の黒い間は、勝手なマネはさせんぞ」

ヤクザの親分の決めゼリフには、医学的な意味があったのかと感心させられます。

アトピー性皮膚炎《せいひふえん》の人の場合、白内障《はくないしょう》の若年発症《じゃくねんはっしょう》が一〇パーセントあるといわれています。

網膜剥離《もうまくはくり》とは、目の奥《おく》にある、視細胞《しさいぼう》が敷《し》きつめられた膜《まく》（網膜《もうまく》）がはがれることをいいます。はがれた細胞《さいぼう》は死んでしまいますし、ひどい場合は失明することもあります。

顔のアトピーのひどい人ほど白内障《はくないしょう》や網膜剥離《もうまくはくり》になりやすいのは、目の周りをかいたり、こすったり、たたいたりすることが一因と考えられています。

白内障《はくないしょう》も網膜剥離《もうまくはくり》も、自覚のないまま進行します。

なぜ自覚がないのか。それには、カラクリがあります。

目を開いている時、目の前にあるもの全てを見ているように思いますが、注視している部分をピンポイントで見ているにすぎません。

この黒丸　●　を見つめてください。その隣《となり》の行の文字が読めますか？　何となく分かるかもしれませんが、では、「二行隣《となり》は？」「三行隣《となり》は？」となると皆目《かいもく》分かりません。

私たちが「見ている」のは、視野の中心の数センチにすぎません。それ以外の視野の大部分は、見えてはいるのですが、解像度が低いため文字は読めません。そのため、その部分の視野が欠けても気づかないのです。白内障《はくないしょう》や網膜剝離《もうまくはくり》が視野の中心にまで進行した時、初めて気づくのです。

では、そうならないためにはどうしたらいいのか。

まずはアトピーをひどくしないことです。そして、年に一度の眼科受診《がんかじゅしん》で早期発見を心掛《こころが》けましょう。

思春期を過ぎてから発症頻度《はっしょうひんど》が増えます。中学生以上で顔のアトピーがひどい人は、眼科受診《がんかじゅしん》をしましょう。自覚があってからでは遅《おそ》いのです。

「網膜剝離《もうまくはくり》です」の医者の言葉に目が点になり、「手術が必要です」と言われて目を丸くし、「どうして私がこんな目に」と目を三角にする。そうならないために、この本を「目を皿のようにして」読んでみてはいかがですか。「目からウロコ」情報があるかもしれませんよ。

7

アトピーの人は、とびひ、みずいぼにもなりやすい

「とびひ」という病気を知っていますか。医学病名を伝染性膿痂疹《でんせんせいのうかしん》といい、小児《しょうに》に多い細菌感染症《さいきんかんせんしょう》です。

顔や腕《うで》、下肢《かし》に水ぶくれができたり、ジクジク汁《しる》が出たりして、それがほかの場所に次々と「飛び火」して広がっていくことから名づけられました。

とびひの原因菌《げんいんきん》はどこからやってくるのでしょうか。どこか特別な所からではありません。細菌《さいきん》は皮膚《ひふ》の表面の至る所に生息し、特に鼻の中にはたくさんすんでいます。鼻をかみすぎたり、鼻をいじったりすると、その周囲にとびひができます。これが

「鼻型のとびひ」です。また、すり傷やアトピーをかきむしった傷からとびひになる場合もあります。これが「傷型のとびひ」です。

皮膚《ひふ》のバリアの弱いアトピー性皮膚炎《せいひふえん》の人はとびひになりやすいため、日頃《ひごろ》のスキンケアが大切です。夏は毎日入浴またはシャワーをして、せっけんでよく洗いましょう。鼻をいじるのはやめましょう。爪《つめ》は短く切り、虫《むし》刺《さ》されやアトピーをかきむしらないようにしましょう。

「アトピーがひどくなったと思ったらとびひだった」ということもあれば、「とびひと思ったらアトピーの悪化だった」ということもあります。

「すり傷がなかなか治らず、広がってきた」という場合もとびひが疑われます。

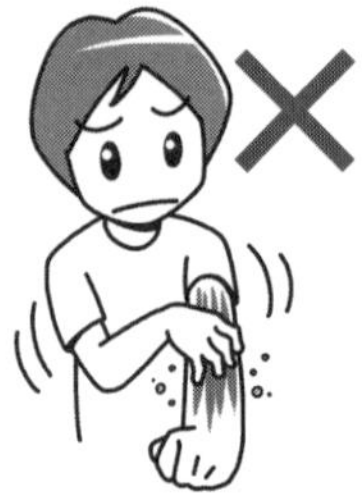

かきむしらない

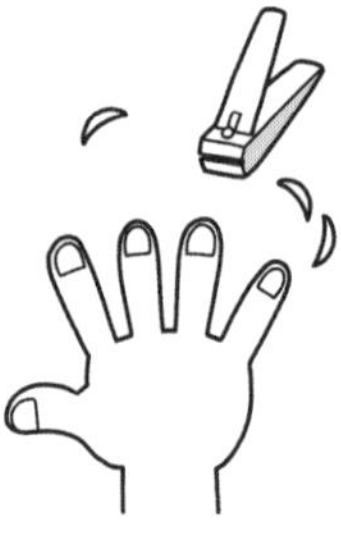

爪を短く切る

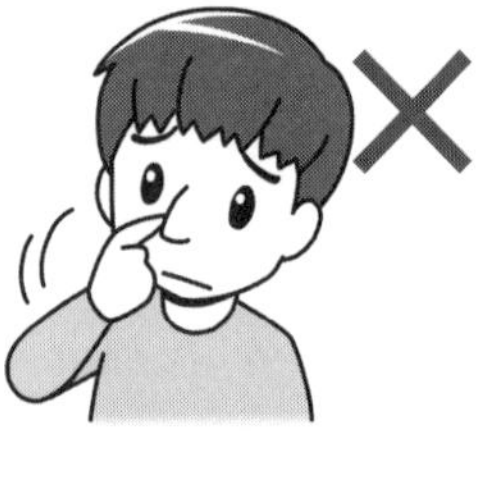

鼻をいじらない

おかしいなと思ったら病院で診《み》てもらいましょう。

「みずいぼ」は一、二ミリメートルのプツッとしたデキモノで、主に子どもの体やひじ、ひざにできます。湿疹《しっしん》と違《ちが》って赤くなく、水ぶくれのように見える物もあります。「ポックスウイルス」というウイルスが原因で、プールやおふろで接触《せっしょく》することによって、人から人へとうつります。百個くらいに増えることもあり、「百いぼ」の異名があります。

アトピーの皮膚《ひふ》はバリアが弱いため、みずいぼのウイルスが侵入《しんにゅう》しやすくなっています。特にカサカサの所は要注意であり、日頃《ひごろ》のスキンケアが大切です。「ブツッとした物がいつまでもある」「薬を塗《ぬ》っても治らない」「ブツブツの数が増えてきた」。そんな時は、みずいぼを疑い、受診《じゅしん》しましょう。

治療《ちりょう》は、専用のピンセットでプチッと取りますが、痛みを伴《ともな》います。医療機関《いりょうきかん》によっては「自然に取れるから、様子を見ましょう」と、取ってくれない所もあります。

確かに、数カ月～数年《すうねん》で自然に消えますが、それまでに他人にうつしてしまうかもしれません。

お勧《すす》めは、ペンレスという痛み止めのシールを貼《は》ってから取ってもらう治療《ちりょう》です。みずいぼが一、二個なら痛み止めなしでも我慢《がまん》できるでしょうが、たくさんならそうはいきません。痛みがきっかけで、病院嫌《びょういんぎら》いになるかもしれません。

痛み止めのシールを貼《は》ってくれるかどうか、電話で確認《かくにん》をするといいですね。

4章

良医・名医にかかるには

1

近所の医者に「しっかり」診てもらうためのポイントは？

同じ時間をかけて病院に行くなら、良医、名医にかかりたいものです。どうすれば見つかるのでしょうか。口コミ、ホームページが充実《じゅうじつ》している、いつ行っても満員御礼《まんいんおんれい》。それも参考になるでしょう。

現代は医療《いりょう》の標準化が進み、どこでも良質な医療《いりょう》が受けられる時代になりました。アトピー性皮膚炎《せいひふえん》で大切なことは、特殊治療《とくしゅちりょう》を探すことではなく、標準治療《ひょうじゅんちりょう》をしっかり受けることだと思います。何万人に一人という難病ならば、特殊治療《とくしゅちりょう》も必要でしょう。十人に一人という「ありふれた病気」がアトピー性皮膚炎《せいひふえん》ですから、標準治療《ひょうじゅんちりょう》

（＝ありふれた治療《ちりょう》）がいいのです。

日本に数人《すうにん》の「名医」を見つけるより、近所の医者にしっかり診《み》てもらう工夫が大事です。この「しっかり」がミソですが、ポイントが三つあります。

「いつ」「どこに」「どのように」の三つです。

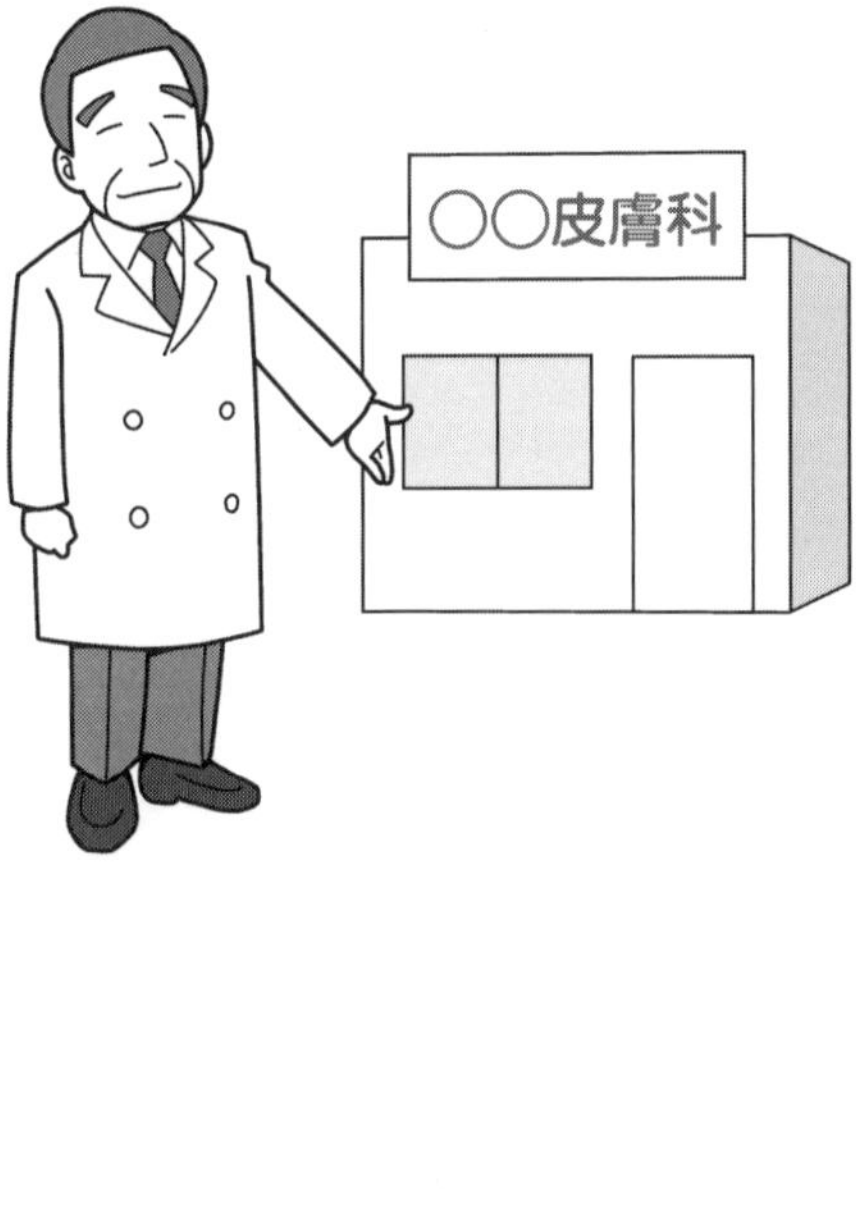

2 良医でも、「持ち時間」が少なければ、力を発揮できません

同じ医者が環境《かんきょう》によって良医になったり、凡医《ぼんい》になったりします。その最大要因が医師の「持ち時間」です。

せわしい診察《しんさつ》は三分間診療《さんぷんかんしんりょう》と揶揄《やゆ》されますが、どんな名医も三分間でよい診療《しんりょう》はできません。特に初診《しょしん》はそうです。

診療《しんりょう》には初診《しょしん》と再診《さいしん》があります。初診《しょしん》とは、ある病気でかかる最初の診察《しんさつ》をいいます。二回め以降が再診《さいしん》です。初診《しょしん》は再診《さいしん》の何倍もの時間がかかります。アトピー性《せい》皮膚炎《ひふえん》の場合は特にそうです。

二時間待ちでごった返しているそんな時、アトピーの初診《しょしん》の患者《かんじゃ》さんが来ると、私は泣きたくなります。じっくり時間をかけたいのですが、待合の患者《かんじゃ》さんがそれを許してくれません。「持ち時間」が少なければ医者は力を発揮できないのです。混雑時は初診《しょしん》で十分、再診《さいしん》で三分程度しか診察時間《しんさつじかん》がとれません。

「評判医　時間なければ　ただの医者」

口コミで評判の病院も、行ってみれば大したことなかった、という理由がここにあるのではないでしょうか。雑誌などで取り上げられて患者《かんじゃ》が殺到《さっとう》すると、必然的にその状況《じょうきょう》になります。つまり、患者《かんじゃ》の「待ち時間」が長いほど医者の「持ち時間」は短くなるのです。

初診《しょしん》の時は、いちばんすいている曜日や時間帯に受診《じゅしん》するのが得策です。病院に問い合わせると教えてくれるかもしれません。

一般《いっぱん》に月曜日、土曜日と、祝日の翌日は混んでいます。午前中は最初が混雑します。

朝一番で病院を済ませて、仕事や学校に、という人が診察前《しんさつまえ》から列をなしているからです。自分が通《かよ》いやすい時間帯は他人も通《かよ》いやすいのです。時には仕事や学校を休むことも必要になってきます。

じっくり一時間くらい時間をかけてほしい時は、大学病院のアトピー専門外来がいいでしょう。

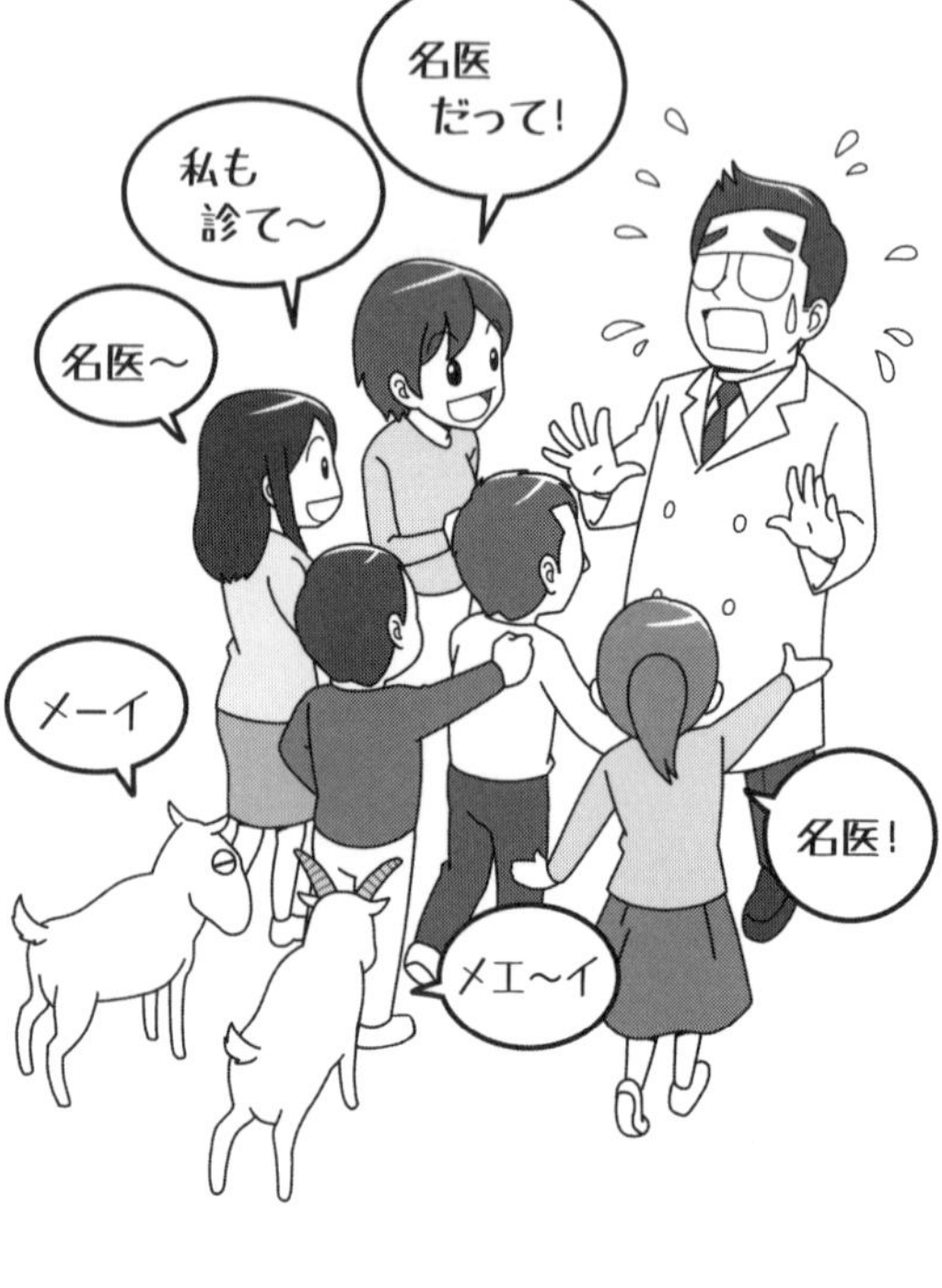

3

皮膚のことは、やっぱり皮膚科。医者と病院選びのヒント

まず、何科にかかればよいのでしょうか。皮膚科《ひふか》？　小児科《しょうにか》？　アレルギー科？

〝餅《もち》は餅屋《もちや》〟といわれますが、皮膚《ひふ》のトラブルは皮膚科《ひふか》です。

次に、大きな病院がいいか、小さな医院がいいか、ですが、病院は大きく大学病院、総合病院、個人経営の医院（クリニック）の三つに分けられます。

大学病院には皮膚科医師《ひふかいし》は十～二十人おり、外来を担当するのは主に教授、准教授《じゅんきょうじゅ》クラスです。診察《しんさつ》に長時間をとってもらえるのが最大のメリットです。入院ベッドも豊富にありますので、多種の治療《ちりょう》が効かず、全身が真《ま》っ赤《か》で入院が必要な場合は大学

病院です。欠点は、紹介状《しょうかいじょう》が必要なので、まず他の病院（医院）を受診《じゅしん》しなければなりません。また、医学生の見学に協力しなければならないことがあります。

総合病院（県立病院、市立病院など）は、皮膚科医師《ひふかいし》は一～三名（もっと多い大病院もあります）です。レジェンドのような医師、中堅《ちゅうけん》のバリバリ医師、若手医師からなっています。どの医師が担当になるか分かりません。問診票《もんしんひょう》に、「アトピーが治らなくて大変困っている」と書けば、駆《か》け出《だ》し医師《いし》には当たらないと思います。紹介状《しょうかいじょう》が必要な所もあります。

医院（クリニック）の多くは医師一人です。アトピー性皮膚炎《せいひふえん》の診療《しんりょう》は、特殊《とくしゅ》な検査や高価な医療機器《いりょうきき》が不要なため、医院でじゅうぶんだと思います。医師としていちばん脂《あぶら》が乗った時に開業しますので、実力的にも申し分ありません。

ただ、「皮膚科《ひふか》、泌尿器科《ひにょうきか》」「小児科《しょうにか》、皮膚科《ひふか》、アレルギー科」と、複数の科を標榜《ひょうぼう》している所があります。科が多いとお得感がありますが、その医師の本当の専門は一つです。見分け方があります。皮膚《ひふ》の専門家は皮膚科《ひふか》だけしか標榜《ひょうぼう》しません。皮膚科《ひふか》医《い》は不器用ですから、皮膚《ひふ》以外のことはできないのです。複数の科が書かれていたら、皮膚《ひふ》のプロフェッショナルではないと判断していいでしょう。

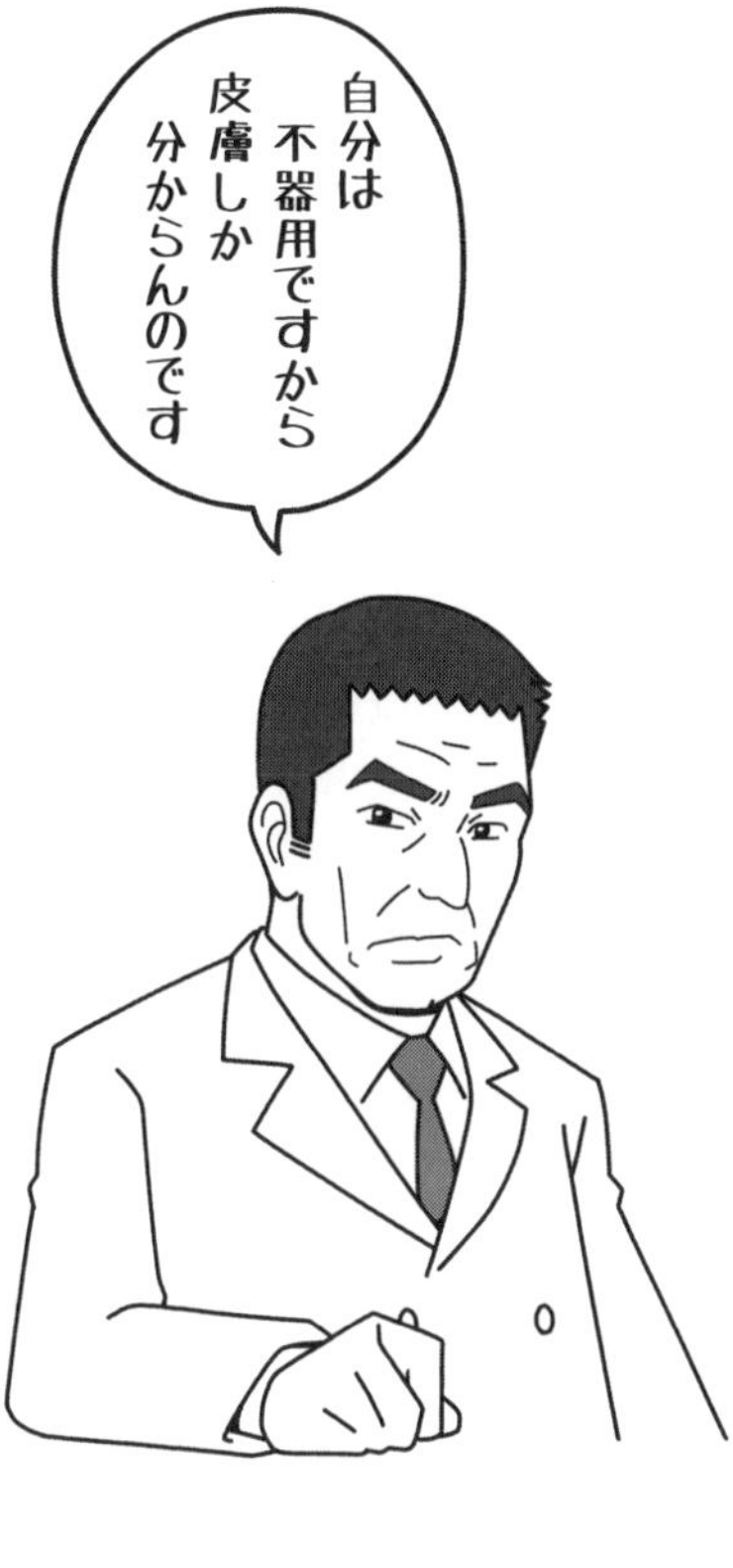
自分は
不器用ですから
皮膚しか
分からんのです

4

短い診療時間を最大限に活かすには医師に言いたいことを、あらかじめまとめておくとスムーズです

医師の持ち時間のことを書きましたが、それはそのまま患者《かんじゃ》の持ち時間でもあります。限られた時間内に、医師の知りたいことと自分の言いたいことをうまく伝えるには、どうすればよいでしょうか。

●症状や薬など、これまでの経緯を伝える

医師がいちばん知りたいのは「過去の治療《ちりょう》」と「現在の状態」です。

いつ頃《ごろ》からどんな症状《しょうじょう》があったのか。今までどんな薬を塗《ぬ》ったのか、のんだのか。

その結果はどうだったか。今までの経過を効率よく伝えましょう。

現在の皮膚《ひふ》の状態を伝えるには言葉は要《い》りません。「百聞は一見にしかず」であり、皮膚《ひふ》を見せれば事足ります。

●受診の目的や要望を伝える

医師は、患者《かんじゃ》の要望が分からず、手探《てさぐ》りすることがあります。検査をしてほしいのか、別の治療《ちりょう》を試したいのか。前の病院と同じ薬が欲《ほ》しいのか。

「半年前から他の病院に通《かよ》っていましたが、治らないので病院を替《か》えようと思って来ました」

「どうしてアトピーになったのかが知りたいです。必要ならば検査をしてください」

「この薬はよく効きました。この薬は効きめが少し弱いと感じました」

このようにハッキリ言ってくれたほうが、探《さぐ》りを入れなくても済みますし、的確な治療《ちりょう》ができます。

●用件がいくつあるかを伝える

患者《かんじゃ》の質問に丁寧《ていねい》に答えたあと、「もう一ついいですか？」「もう一ついいですか？」と追加されると、一体いくつあるのだろうと心情穏《しんじょうおだ》やかでありません。

「質問は三つあります。ひどくならない方法。軟膏《なんこう》の塗《ぬ》り方《かた》。どんなせっけんを使えばいいかを教えてください」

用件の全体像がつかめれば、時間配分を考え、話を組み立てることができます。

●再診の場合は、欲しい薬をまとめておく

薬を数種類もらっている場合、薬がなくなるのに時間差があります。

「のみ薬は？」「なくなりました」

「顔に塗《ぬ》る薬は？」「えーと、半分くらいあります」

「要《い》りますか？」「えー、まだ大丈夫《だいじょうぶ》です」

「体の薬は？」「もうそろそろなくなります」

　このような会話で、貴重な持ち時間が消費されています。残薬や希望薬を考えておきましょう。

●こんな言い方はNG

「四月から忙《いそが》しくなるんです。あまり病院に来られないので、薬をたくさん下さい」

　こんな言い方をされると、医者も感情の生き物ですから、カチンとくることがあります。

「忙《いそが》しいのはそちらの都合でしょ。片手間でアトピーは治りませんよ」と、説教が始まるかもしれません。

「しっかり塗《ぬ》っているとすぐに薬がなくなってしまうんです。少し多めにもらえませんか？」と言われると、母性本能ならぬ、治療者本能《ちりょうしゃほんのう》が刺激《しげき》され、「たくさん処方しますので、しっかり塗《ぬ》ってくださいネ」となるでしょう。

5 あなたの良医・名医は案外近くにいるかもしれません

「後医《こうい》は名医」といいわれます。後医《こうい》とは、後から診《み》た医者のことです。いくつかの医療機関《いりょうきかん》で分からなかった病気が、ある名医によって明らかになったというテレビ番組が最たる例です。

前の病院でどんな検査をして、どんな治療《ちりょう》をして、どうなったか。後から診《み》る医者ほど情報が多いため圧倒的《あっとうてき》に有利なのです。クイズにいきなり答えるのと、三つヒントをもらって答えるくらいの違《ちが》いがあります。番組の「名医」も、最初に診察《しんさつ》していれば分からなかったかもしれません。

良医・名医は、どこか遠い所にいるのではなく、案外、同じ町にいるかもしれません。遠くの名医を探すより、近くの医者を「自分の名医」にしましょう。とはいえ、相性《あいしょう》もありますからね。ある人には名医でも、別の人には「迷医」かもしれません。

「あなたの名医」に出会えることを切に念じております。

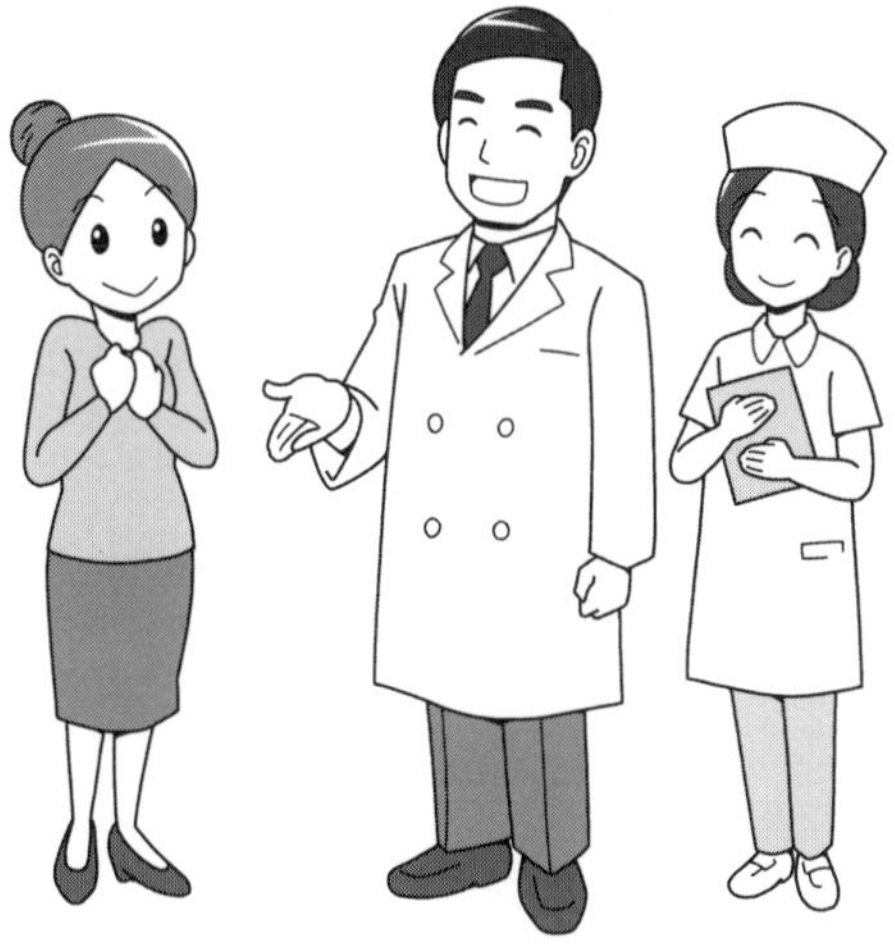

5章

アトピーっ子を持つ親の立ち位置

1

タッチングケアの幸せな効能

薬を塗るのも親子の大切なスキンシップです

「子どもに薬を塗《ぬ》るの、めんどくさい」

「この子がアトピーでなければ自分の時間がとれたのに」

毎日の手間に、いらだっていませんか。

アトピーっ子の親は、悪いことばかりではありません。薬を塗《ぬ》ることには、病気を治すだけでなく、子どもとお母さんお父さんを育《はぐく》む効用もあるのです。

子どもが頭を柱にゴッンとぶつけた時、「痛いの痛いの、飛んでゆけ～」となでると、不思議と泣きやみます。気のせいではなく、本当に痛みが飛んでいくのです。

看護、介護《かいご》のケア技術の一つに「タッチング」があります。手のひらで軽く肌《はだ》をさすると、痛みや苦しみが和《やわ》らいでいく、それがタッチングケアです。ガンの末期で痛みが強く、どんな痛み止めを使っても効果がない、麻薬《まやく》の注射も効かない、そんな人の手を握《にぎ》ったり、背中や腕《うで》をさすったりすると、痛みが癒《い》やされるのを経験します。

タッチングは子どもの発達によい影響《えいきょう》を与《あた》えます。

ラット（ネズミの一種）を使って、スキンシップが子どもの脳の発達に及《およ》ぼす影響《えいきょう》を調べた研究があります。新生児の時、親によって皮膚《ひふ》をきれいにされたり、なめられたりした「愛育ラット」は、成長後、自分の子どもに対しても同様の世話をしました。一方、世話をされなかった「放置ラット」は、成長後、自分の子どもの世話をしませんでした。この実験を通して、人間もスキンシップを受けると、思いやりのある子どもに育つと考察されています。

タッチングは、笑顔《えがお》と幸せを与《あた》えます。イヌをなでるとクウ〜ンとなり、ネコをなでるとニャ〜となります。家庭で温かいタッチを受けている子どもは、幼稚園《ようちえん》でも笑《え》顔《がお》でいるという研究結果があります。

そのメカニズムの一つが、脳から分泌《ぶんぴつ》されるオキシトシンというホルモンの働きです。オキシトシンは幸福ホルモン、愛情ホルモンともいわれ、その作用で人は幸福感を覚えます。皮膚《ひふ》をやさしくなでる刺激《しげき》が脳に伝わり、脳下垂体《のうかすいたい》からオキシトシンが分泌《ぶんぴつ》されると考えられています。

肩《かた》や背中を三十分間、タッチングした前後の血液中のオキシトシン濃度《のうど》を調べた実験があります。タッチングされた人のオキシトシンが上昇《じょうしょう》したのは言うまでもありませんが、それ以上に施術《しじゅつ》した人のオキシトシンが上昇《じょうしょう》したのです。塗《ぬ》ってもらった子ども以上に癒《い》やされるのは、塗《ぬ》ったお母さんお父さんなのです。

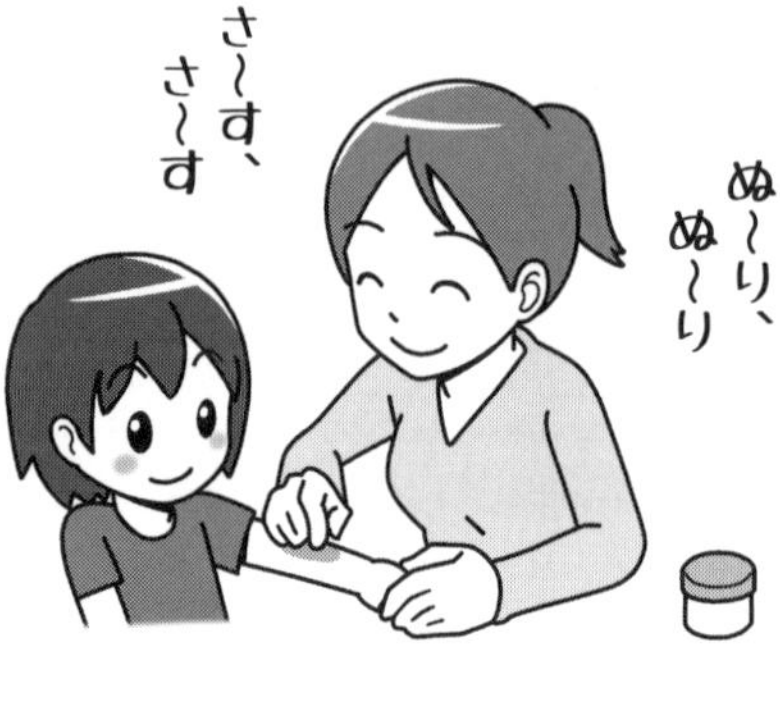

タッチングの速度は一秒当たり五センチがいい

「指圧の心　母ごころ　おせば生命《いのち》の泉湧《わ》く」

指圧の祖、浪越徳治郎《なみこしとくじろう》氏の名言です。氏はお母さんのリウマチの痛みを和《やわ》らげたい一心で、もんだり、さすったり、押《お》したりしたそうです。

タッチングの速度は、一秒あたり五センチ程度がよいとされています。薬はなすりつけるように塗《ぬ》るのでなく、ぬ〜り、ぬ〜り、さ〜す、さ〜すと、愛情込《こ》めて塗《ぬ》ると効果的です。

「軟膏《なんこう》塗《ぬ》りは母心　塗《ぬ》れば子どもの未来湧《わ》く」

健やかに育ってね。真っすぐに生きるんだよ。願いと愛情のこもった薬塗《くすりぬ》りです。科学が発達した将来、全自動軟膏《なんこう》塗《ぬ》り器「ぬりぬり君」なる製品ができたとしても、機械に子どもの未来を任せてはいけません。アトピーっ子はお母さんお父さんの手で育つのです。

「ママの手はすごいんだよ。ブツブツもかゆみも消えちゃうぞ」
子どもを育《はぐく》むスキンシップと思って、薬塗《くすりぬ》りを楽しんではどうでしょうか。

きれいなのに、塗ってとせがまれたら

見た目はきれいなのに、子どもから「かゆい、塗《ぬ》って!」とせがまれたことはありませんか。そんな時、塗《ぬ》ってやりますか。「何にもなっていないよ。気のせいだ」と塗《ぬ》りませんか。

二つの意味で、塗《ぬ》ったほうがいいです。

一つは、見た目は異常がないように見えても、顕微鏡《けんびきょう》レベルで皮膚《ひふ》に乾燥《かんそう》や炎症《えんしょう》が潜《ひそ》んでいることがあるからです。いわば「隠《かく》れ皮膚炎《ひふえん》」です。

二つめの理由は、「親にかまってもらいたい」という寂《さび》しさが隠《かく》れているかもしれないからです。

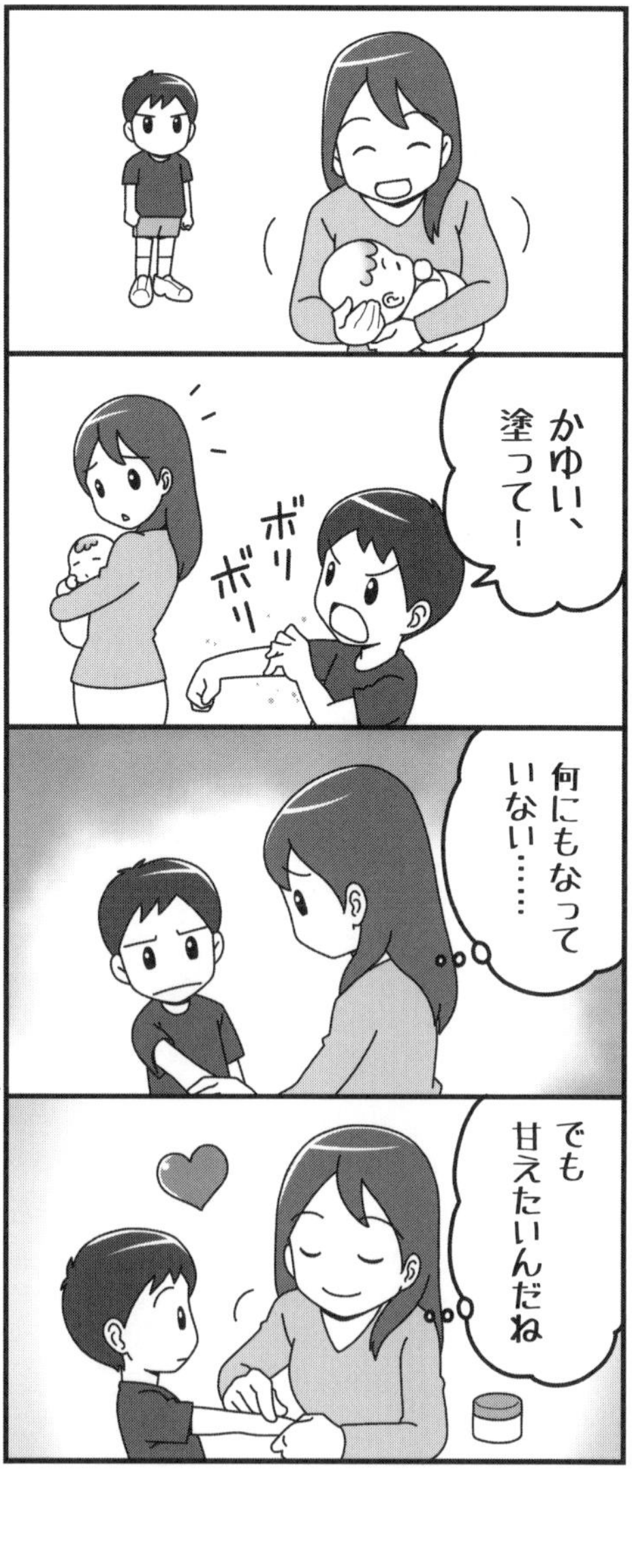
ボリ
ボリ
かゆい、
塗って！
何にもなって
いない……
でも
甘えたいんだね

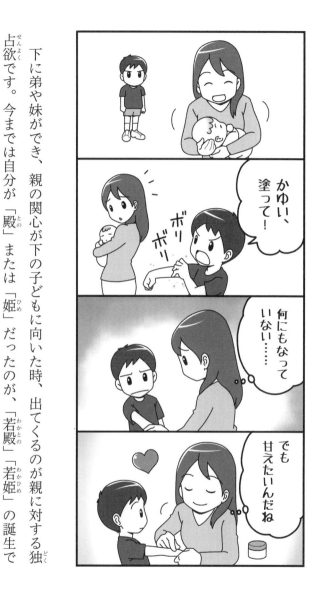

下に弟や妹ができ、親の関心が下の子どもに向いた時、出てくるのが親に対する独占欲《どくせんよく》です。今までは自分が「殿《との》」または「姫《ひめ》」だったのが、「若殿《わかとの》」「若姫《わかひめ》」の誕生で自分の影《かげ》が薄《うす》くなった。

「今まで自分一人を愛してくれたのに。最近ほったらかしだよ」

心の奥底《おくそこ》で、渇《かわ》きを訴《うった》えているのです。

「ボクを見て！　私に触《ふ》れて！」の寂《さび》しさが、「かゆい。塗《ぬ》って！」の態度となって表れるのではないでしょうか。

お肌《はだ》がキレイなのに、「塗《ぬ》って」とせがまれた時は、保湿剤《ほしつざい》をいつも以上にしっかり塗《ぬ》ってあげてください。お肌《はだ》だけでなく、心も渇《かわ》いているのですから。

2

子どもを責めない、親も自分を責めない

「かゆいよー、かゆいよー」

いつ見てもかいている。夜もボリボリと音が聞こえる。「そのうち治ります」と医者から言われたものの、中学生になっても治らない。親御《おやご》さんの心境は、穏《おだ》やかでないと思います。

「私が何とかしてやらなければ。どうすれば」と、パニックになるのではないでしょうか。

親はどうあるべきか。考えてみたいと思います。

「かいちゃダメ。かくからひどくなるのよ。かくな！」と、つい言ってしまいます。子どもがかわいそうで、いたたまれなくなってのことでしょうが、「かいたらダメ」と言うのは、少し酷《こく》な話です。かく行為《こうい》は、人体の生理現象です。

「掻《か》く」という字は「手へん」に「蚤《のみ》」と書きます。体にノミが食いついた時、血を吸われまいと、ノミを払《はら》いのける行為《こうい》が「かく」です。かくことは、人間の進化の過程で備わった能力なのです。

アトピーの子どもは、「かくからひどくなるんだ」と言われ続け、「アトピーがひどくなるのは自分のせい」と罪の意識を持ってしまうことも少なくありません。「かゆみの苦しみ」と「罪の意識」の二つの苦しみを、受けているといえるでしょう。

また、子どもに怒《おこ》る一方、「私の体質が遺伝したのでは」「食べさせた物が悪かったのでは」と自分を責めることはありませんか。実は、これもよくありません。

「ごめんね。私が悪かった」と苦しむ親の姿を見て、子どもは「自分のせいで親が苦しんでいる。自分は親を苦しめている存在だ」と、罪の意識を持ちます。そして、親を悲しませまいと「かゆくないよ」と、苦痛を隠《かく》すようになります。ふたをされた苦しみは、決して癒《い》やされることはありません。

「かくアナタが悪い」と子どもを責めたり、「私が悪い」と自分を責めたり。この二つの狭間《はざま》で心は揺《ゆ》れ動《うご》きますが、どちらに傾《かたむ》いてもよくありません。もちろん、無関心がいちばんよくないのは、言うまでもありません。

アトピーっ子を持つ親の、あるべき立ち位置は、どこでしょうか。

3

親の役割は、ともに苦しむことではなく、子どもを支えること

子どもには子どもの課題があり、親には親の課題があります。それぞれを分けて考えてみましょう。

治療《ちりょう》の責任割合を、大雑把《おおざっぱ》にいえば、幼稚園《ようちえん》の時は一〇〇パーセント親が薬を塗《ぬ》り、小学校に入ると親が塗《ぬ》ったり子どもが塗《ぬ》ったりと責任は半々になり、中学生以降は子どもが全て責任を負う、といえます。

ある日、六十歳代のご婦人が、中学生の孫を連れて診察室《しんさつしつ》に入り、「汗《あせ》をかいた時には、天花粉《てんかふん》を塗《ぬ》ったほうがいいですよね」と言われました。私が「いいと思います」

と答えると、「ほらね、タケシちゃん。ばあちゃんの言ったとおりでしょ。ママに言わんといかんね」と息巻かれるではありませんか。治療方針《ちりょうほうしん》で対立する、嫁姑問題《よめしゅうとめもんだい》に巻《ま》き込《こ》まれたタケシ君の不機嫌《ふきげん》な面持ちが印象的でした。

いったい誰《だれ》の課題なのか、考えていただきたいと思います。おばあさんには、お孫さんやお嫁《よめ》さんとは異なる、課題と役割があるはずです。

家族が協力することが悪いと言っているのではありません。子どもと親、それぞれが別の課題を果たさなければなりません。これを「課題の分離《ぶんり》」といいます。子どものかゆみを、わがかゆみのように感じ、苦しくなるのは人情ですが、「病気を背負って

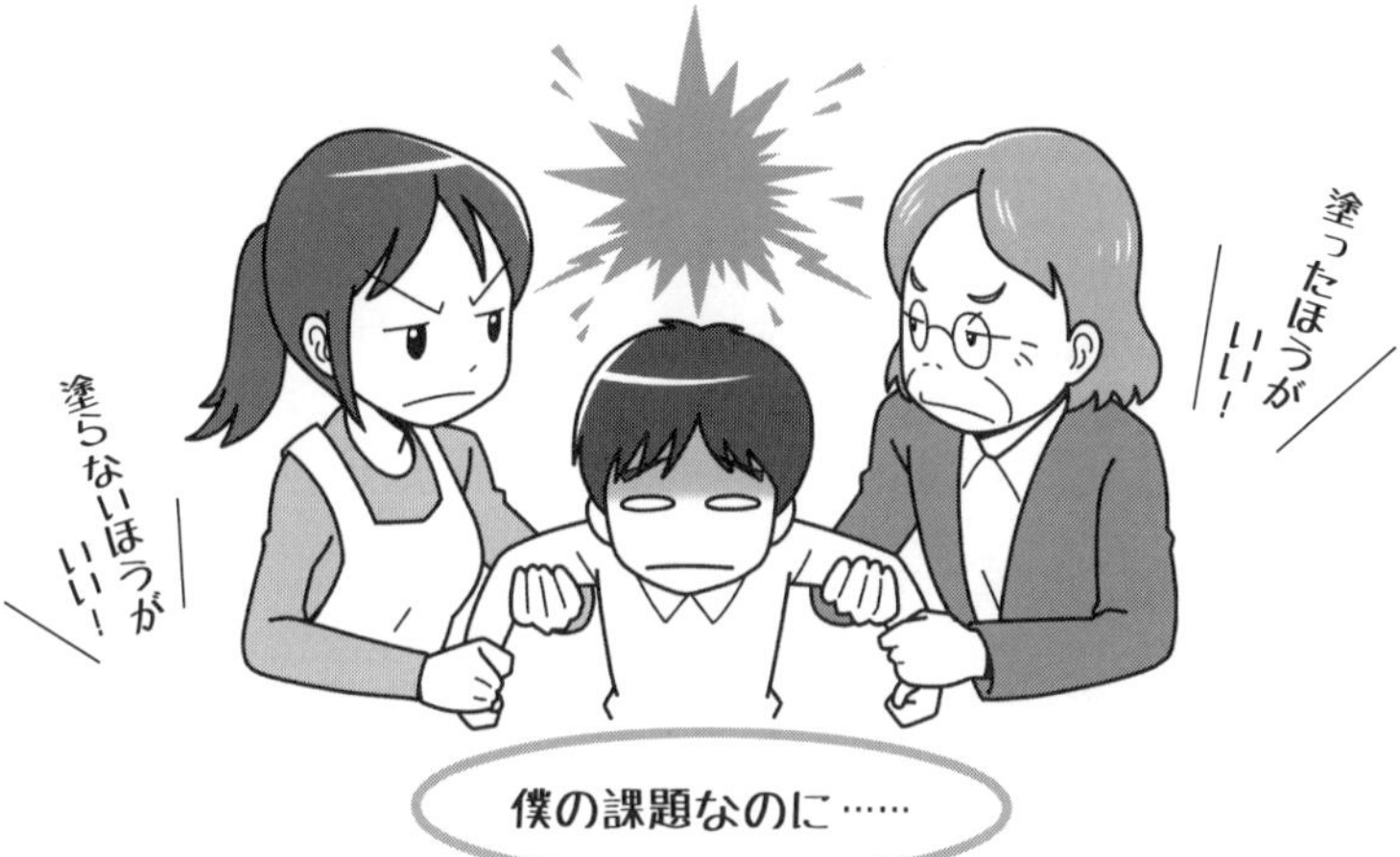
塗ったほうがいい！
塗らないほうがいい！
僕の課題なのに……

いくのは子どもの課題」と、課題を分離《ぶんり》するのが得策です。「なんと冷たい」と思うかもしれませんが、ともに苦しむことが、子どものためにならないとしたらどうでしょうか。

「ともに悲しむことがケアではない」「自分が悲しんでいては、人のケアはできない」というのはケアの鉄則です。一緒《いっしょ》に苦しんで、共倒《ともだお》れになると、親も子どもも救われません。

病院で小さい子どもに注射をする時、動かないように複数人で体を固定します。押《お》さえるのが看護師とお母さんとでは対照的です。「ぎゃーっ」と子どもが泣き叫《さけ》んだ時、看護師が「ぎゅっ」と力を込《こ》めるのに対して、お母さんは「ふっ」と手が緩《ゆる》むのです。「かわいそう」の思いがそうさせるのでしょう。どちらが慈悲深《じひぶか》いかを論じているのではありません。「安全に注射する」という目的を果たすために、非情さが必要なことがあるのです。

「かゆ～い。つら～い。何とかして～」というアトピーっ子の悲鳴は、注射される子どもの比ではありません。しかし、一緒《いっしょ》に苦しんで、共倒《ともだお》れになると、親も子どもも救われません。

親の役割は「ともに苦しむこと」ではなく、「子どもを支えること」です。

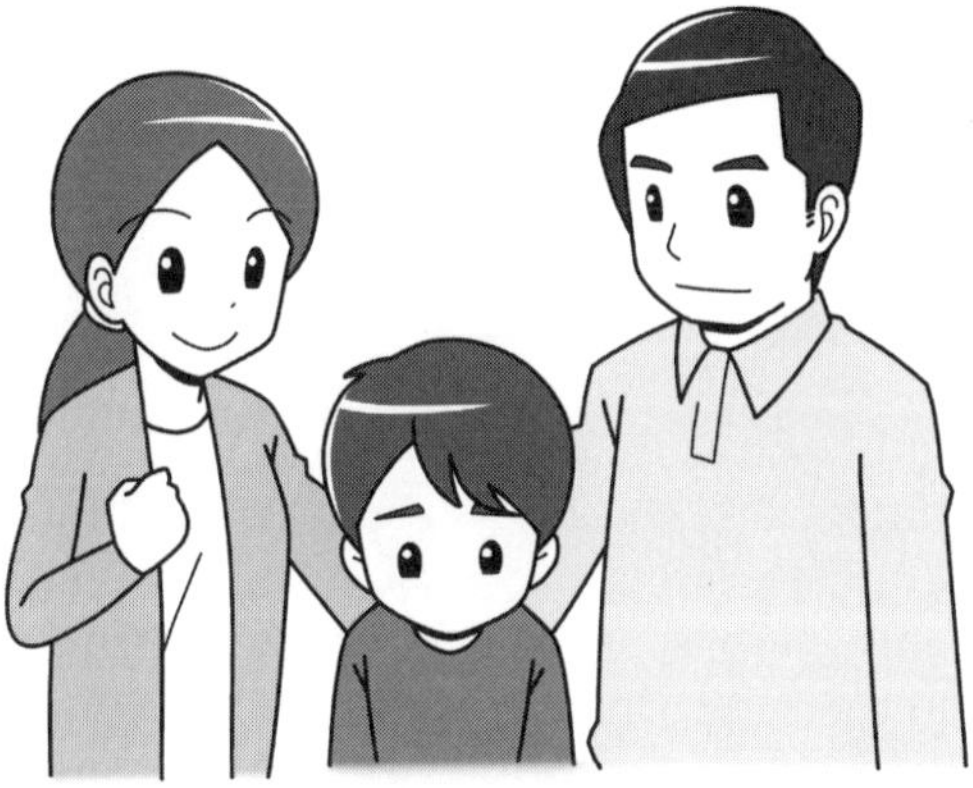

4

子どもの訴えを受け止める。それだけで、子どもは癒やされるのです

「吸い取り紙」は、最初は調子よくインクを吸い取ってくれますが、許容量を超《こ》えると悲鳴を上げ、周りをインクで汚《よご》してしまいます。

親御《おやご》さんは「吸い取り紙」ではいけません。最初は子どもの苦しみを吸い取っていても、自分がいっぱいいっぱいになると、「あなたが悪いんでしょ」「どうせ、私が悪いのよ」と、イライラのインクをまき散らしてしまうからです。

「避雷針《ひらいしん》」は、周りの雷《かみなり》を一手に引き受け、それでいて自らは傷つかずに、電流を大地に返します。

親は避雷針《ひらいしん》のごとくでなければなりません。子どもの苦しみを全て受け止め、それを大地に流すのです。自らが傷ついてはならないのです。傷ついていたら、親の課題が果たせないからです。「心を痛める」ことが課題ではなく、「支える」ことが果たすべき課題なのです。

具体的には、お子さんの訴《うった》えを、「そうかそうか」と聞くことが大切です。

「かゆいよー」「そうか、かゆいのね」

「かいたら汁《しる》が出てきた」「そうか、汁《しる》が出てきたのね」

「友達《ともだち》からきもいって言われた」「そうか、

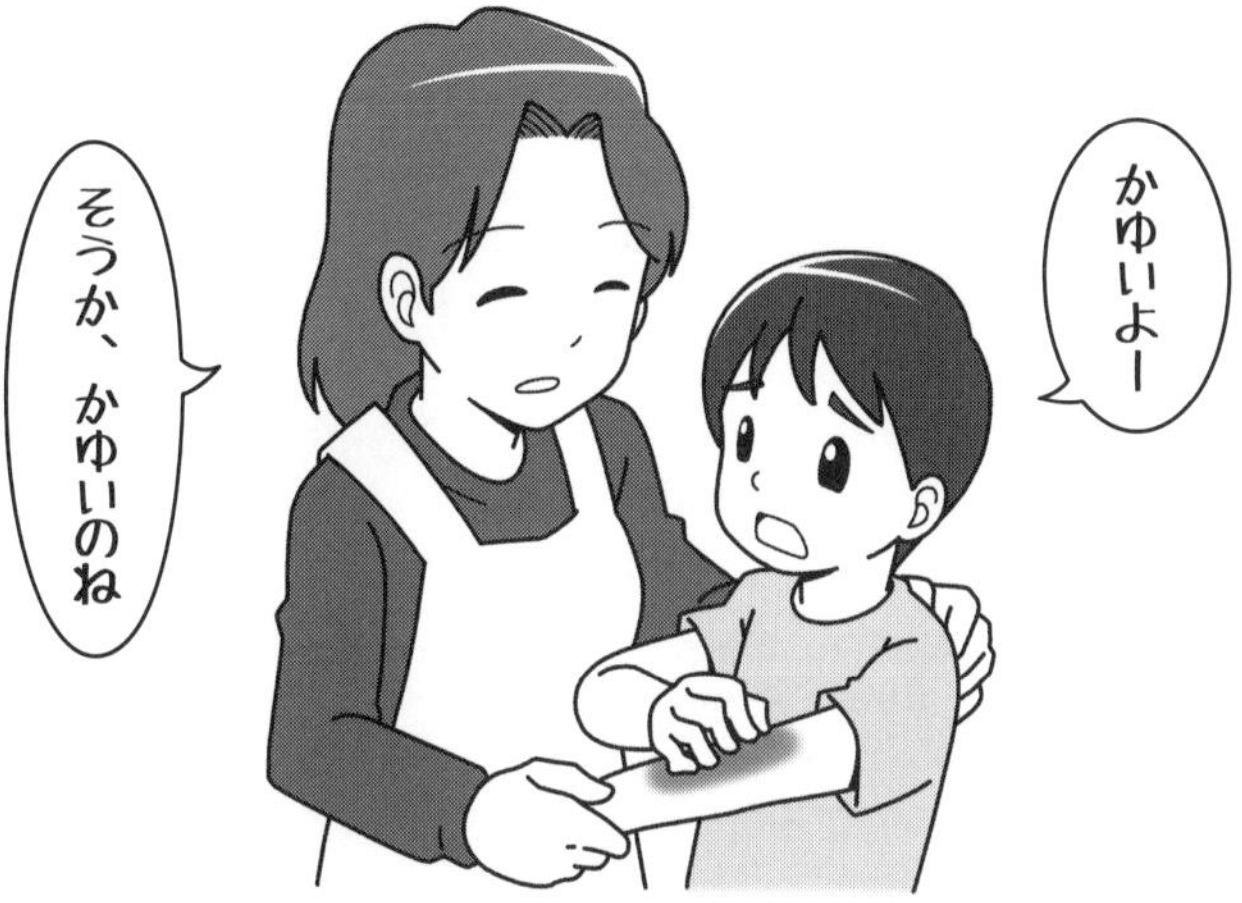

きもいって言われたのね」

子どもは、話を聞いてもらうだけで、「自分の苦しみを分かってもらえた」と安心するのです。

子どもにとって親の存在は大地です。何があっても動じない姿を見て、子どもは安心して苦しみを訴《うった》えることができるのです。苦痛は表出され、受け止められることによって、癒《い》やされるのです。

5

親も子も、心が楽になる心の持ち方
「アナタはアナタ。私は私」

アトピーっ子の将来を憂《うれ》い、オロオロになってしまうのは無理もありません。

「いじめられたら、かわいそう」

「かゆみで勉強に集中できないのでは」

アトピーというハンデを背負った子どもを見て、「何とか治したい」と、心苦しくなることでしょう。

親御《おやご》さんの課題に「アトピーを治す」ことは含《ふく》まれていません。病気を治すのは医者や薬であり、本人の自然治癒力《ちゆりょく》です。思い切って、「アナタは、アトピーというハンデを糧《かて》に、成長していきなさい」と課題を渡《わた》すと、心が楽になります。病気は人を成長させる縁《えん》になります。病気になって初めて、病人の心情が分かります。

「人は悲しみが多いほど、人には優しくできるのだから」（武田鉄矢《たけだてつや》「贈《おく》る言葉」）

実際、自分のアトピーをきっかけに医療《いりょう》に興味を持ち、医者や看護師になった人は多くあります。

「ごめんね。アトピーを治してやれなくて。私が悪いのね」と、やらなくていい課題に手を出すと、「そうだ、お母さんが悪い。だから僕《ぼく》が苦しんでいるんだ」と、子どもが課題を放棄《ほうき》してしまいます。課題をハッキリ分離《ぶんり》しておかないと、誰《だれ》の人生か分からなくなります。

「アナタはアナタの課題をやってね。私は私の課題をするから」

「アトピーを背負うのはアナタの課題。私の課題は、そんなアナタを支えること」

これが、あるべき親の立ち位置ではないでしょうか。

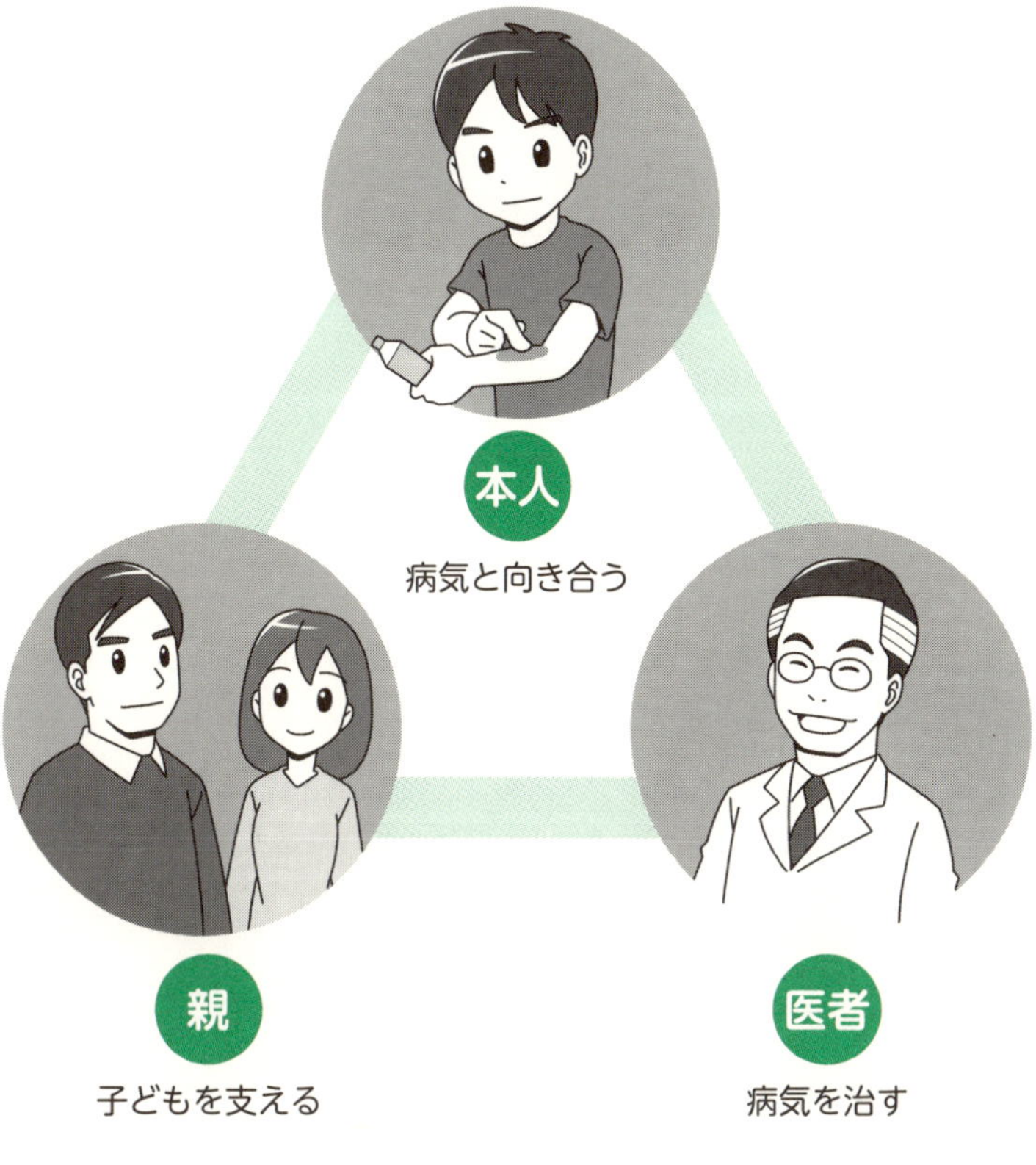
本人
病気と向き合う
親
子どもを支える
医者
病気を治す

〈イラスト〉　太田　寿

【参考文献】

亀好良一ら「アトピー性皮膚炎に対する学校でのシャワー浴の効果」（『アレルギー』57巻2号、2008年）

傳田光洋『皮膚感覚と人間のこころ』新潮社、2013年

古江増隆『アトピー性皮膚炎 正しい治療がわかる本』法研、2008年

古江増隆（編集）『アトピー性皮膚炎』（改訂第2版、新しい診断と治療のABC16）最新医学社、2011年

山口創『人は皮膚から癒される』草思社、2016年

『Monthly Book Derma』No.224、全日本病院出版会、2014年

〈著者略歴〉

花川　博義（はなかわ　ひろよし）

昭和42年、岡山県生まれ。皮膚科医。
福井医科大学医学部卒業。
金沢大学附属病院皮膚科、富山市民病院皮膚科、
舞鶴共済病院皮膚科、能登総合病院皮膚科をへて、
真生会富山病院皮膚科医長。
皮膚科専門医。

著書『あんしん健康ナビ　皮ふと健康 おトク情報』
　　『子育てハッピーアドバイス
　　　もっと知りたい 小児科の巻２』（共著）

あんしん健康ナビ
アトピー性皮膚炎
どうすれば治る？
子どもも親も楽になる正しい治療法
良医・名医の見つけ方

平成30年(2018) １月19日　第１刷発行

著　者　花川 博義
発行所　株式会社　１万年堂出版
〒101-0052　東京都千代田区神田小川町2-4-20-5F
電話　03-3518-2126
FAX　03-3518-2127
https://www.10000nen.com/

装幀・デザイン　遠藤 和美
印刷所　凸版印刷株式会社

 ISBN978-4-86626-032-7 C0077

あんしん健康ナビシリーズ

あんしん健康ナビ

花粉症・アレルギー性鼻炎

つらい症状から逃れる近道と、自分にあった予防・治療法の見つけ方

藤枝重治 監修　徳永貴広 著

薬に頼らずに
鼻炎を軽くする方法から、最新治療法まで

主な内容

あなたの鼻炎は、どこから？／「どうせ治らないんだ」とあきらめないで／薬局で薬を買う時の注意点／自律神経のバランスを整えると、鼻の症状が和らぐ

これならできる！

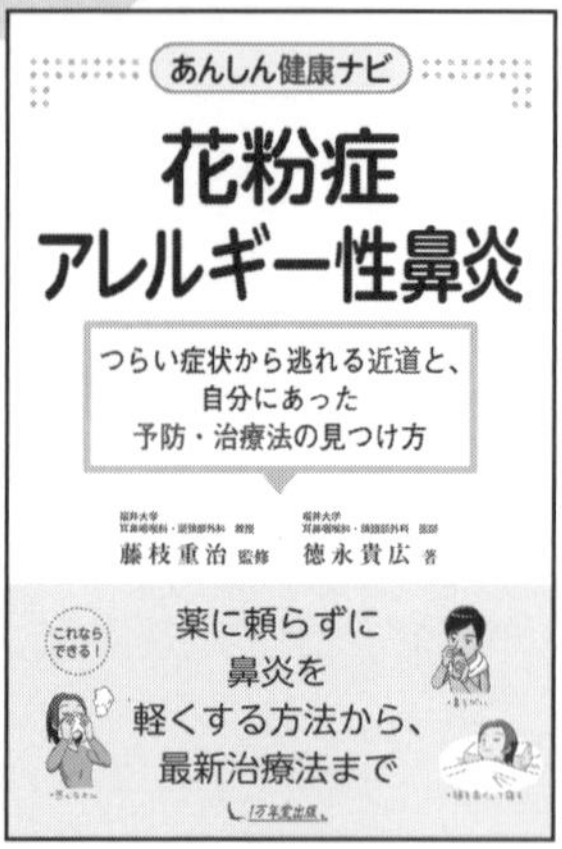

定価 本体1,000円+税
四六判 136ページ
ISBN978-4-925253-86-4

あんしん健康ナビ

皮ふと健康 おトク情報

花川博義 著

爪の切り方、靴選び、発毛効果、
やけど、あせも、にきび、
アンチエイジングのスキンケアまで

主な内容

ほくろとがんの見分け方／薄毛（ＡＧＡ）に効く、皮膚科学会お墨付きの薬／白髪の特効薬はある？／ニオイの公式から導きだされる体臭対策／温泉は、水虫にとっても憩いの場／こんなスキンケアがシミを濃くする

役立つ情報が満載！

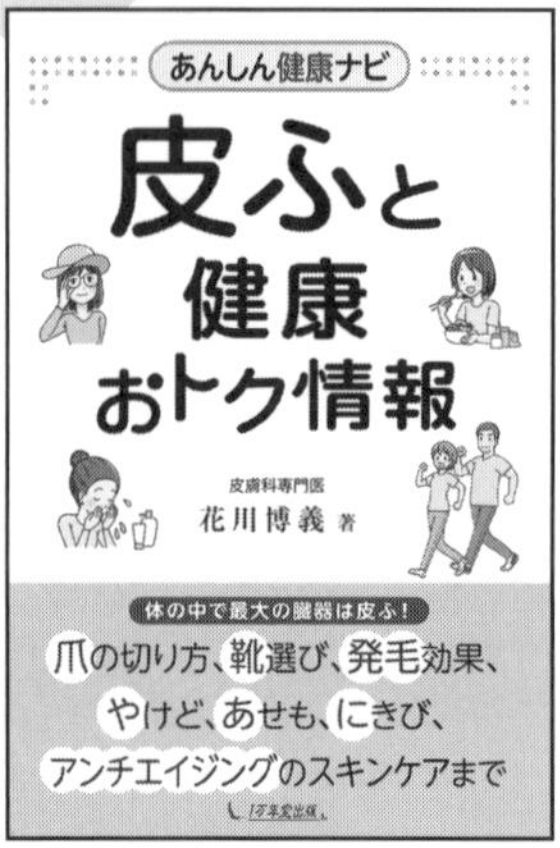

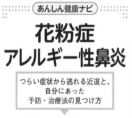

定価 本体1,200円+税
四六判 176ページ
ISBN978-4-86626-029-7